# LA VARIOLE

## A GENÈVE

## PENDANT L'ANNÉE 1858.

PARIS. — TYPOGRAPHIE MORRIS ET COMP., RUE AMELOT, 64.

# LA VARIOLE

## A GENÈVE

## PENDANT L'ANNÉE 1858.

**PAR LE D^r ÉDOUARD DUFRESNE,**
Médecin de l'Hôpital de Plainpalais.

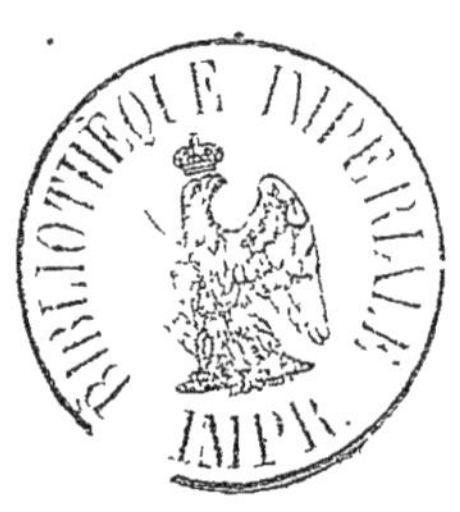

PARIS
CHEZ J. B. BAILLIÈRE,
LIBRAIRE DE L'ACADÉMIE DE MÉDECINE,
Rue Hautefeuille, 19

1859.

# LA VARIOLE

## A GENÈVE

## PENDANT L'ANNÉE 1858.

---

### I

A la grippe, qui sévit si fortement à Genève pendant les mois de février et de mars 1858, succédèrent diverses maladies épidémiques ; d'abord la rougeole : elle manque rarement après la grippe ; puis la coqueluche ; enfin la scarlatine apparut au commencement de l'automne.

La rougeole sévit à son ordinaire durant deux mois, frappant un grand nombre d'enfants et quelques adultes, toutefois sans revêtir aucun caractère spécial de malignité. Les fausses péripneumonies ne furent pas fréquentes et ne différèrent pas sensiblement de celles qui avaient si fortement caractérisé l'épidémie de grippe. Le même traitement fut appliqué avec succès à ces affections symptomatiques. Il y eut, comme toujours, quelques cas d'anomalie. Ce fut dans la marche surtout que ces irrégularités se reproduisirent. On vit des éruptions très-lentes à paraître et les morbilles se faire attendre 6, 7, 10 et jusqu'à 14 jours. Il y eut même quelques cas de *rubeola sine morbillis,* lesquels pour autant ne furent pas plus graves. Quant aux conclusions par la phthisie aiguë ou l'albuminurie, il s'en présenta comme dans toutes les épidémies.

La coqueluche, souvent plus intense, plus générale, se compliqua quelquefois de péripneumonies de même forme que celles de la rougeole et de la grippe. Ces catarrhes graves ont donc marqué trois épidémies consécutives.

Parallèlement à ces maladies, nous avons vu paraître la variole. Quelques cas isolés et sans gravité furent signalés dès le mois de janvier 1858. Ils ne cessèrent point pendant la grippe. En mai, ils se multiplièrent et revêtirent les caractères d'une véritable épidémie, qui s'est prolongée avec des phases diverses jusqu'au mois de février 1859. Au moment où nous écrivons (mars 1859), on ne peut pas déclarer terminée l'épidémie de variole.

Cette fièvre s'est présentée, durant cette longue période, sous toutes ses formes, depuis les plus bénignes jusqu'aux plus graves. La mortalité a été relativement assez considérable : les vaccinés ont payé leur tribut comme les autres. Devant la forme hémorrhagique qui a revêtu un caractère de malignité et de ténacité si frappant, la vaccine s'est montrée radicalement impuissante à préserver.

C'est dire que nous avons vu une épidémie dans toutes les règles, telle qu'on avait espéré n'en jamais revoir depuis la découverte de Jenner. Il nous a paru de quelque intérêt de recueillir les principaux traits d'une manifestation aussi inattendue. Convenons-en : nous connaissons la variole moins bien qu'autrefois. Il y a soixante-dix ou quatre-vingts ans, dans l'éducation médicale, c'était une grande affaire que l'étude de cette maladie et de ses formes. La séméiotique en était minutieusement étudiée, les règles du traitement souvent un peu théoriques, par trop dépendantes des chimères étiologiques, étaient sérieusement posées. Avec la fièvre typhoïde, la variole, en ce temps-là, partageait les préoccupations du médecin.

Depuis trente ou quarante ans, c'est bien changé. Assurément, les bénéfices de la vaccine sont pour quelque chose dans cette prépondérance de l'oubli, ils n'ont cependant pas tout fait, et si nous consentons à établir la part de la diminution des matériaux d'étude, il faut aussi tenir compte de l'influence des doctrines régnantes. Les fièvres éruptives ont tenu bon contre la critique désordonnée de Broussais; il n'a pu les supprimer. Le trait de génie qui lui fit formuler la synthèse de la fièvre typhoïde ne trouva pas ici son analogie.

Survint l'organicisme. Les éruptives ont trop évidemment résisté à cette doctrine, préoccupée de trouver des causes matérielles aux maladies, soit dans les solides, soit dans les liquides. Les tentatives d'explication furent de nul effet, mais ces fièvres demeurèrent frappées de discrédit. On n'imagine pas combien leur étude était négligée dans la clinique de l'école de Paris, il y a dix-huit ou vingt ans.

C'est seulement par quelques points accessoires que les investigateurs modernes ont touché aux éruptives. Les travaux d'anatomie pathologique ont certainement contribué à fixer d'une manière plus positive le sentiment des médecins, touchant le rôle de puissance motrice de ces maladies dans l'évolution de la phthisie. Les relations de coïncidence entre la scarlatine et l'albuminurie ont aussi suggéré des études dont il n'est nullement question de prétériter la valeur : mais de la marche, de l'évolution, des symptômes, des formes de ces maladies, il ne fut jamais question. Quand on pense que jusqu'à M. Jousset (1), il ne s'est pas trouvé un médecin français pour vérifier l'assertion de Hahnemann sur les deux formes de l'éruption scarlatineuse qu'il décrivit en traitant de la belladone!

C'est dire que notre dessein est d'étudier cette épidémie de variole, au point de vue médical le plus strict. Encore qu'il paraisse vulgaire, le sujet n'est pas épuisé. Aussi bien la gravité de cette manifestation épidémique autorise cette marque d'attention; à combien de gens, dans le public, et même à com-

(1) Voir le Mémoire de M. Jousset, dans le tome II de la Collection de *l'Art Médical.*

bien de médecins n'a-t-il pas paru inouï de voir apparaître, sous forme d'épidémie et avec l'appareil de toutes ses formes traditionnelles, une maladie, dont assurément la science croyait avoir paralysé le génie malfaisant!

Il y a donc quelque utilité à comparer la variole de 1858 avec les épidémies précédentes, soit avec celles qui précédèrent l'invention de la vaccine, soit avec celles qui ont eu lieu depuis; à voir ce qui, dans l'occasion présente, est de la variole de tous les temps; discerner les modifications introduites par la vaccine, cela quant au génie spécial de l'épidémie, quant aux formes de la maladie, quant aux signes séméiotiques. Enfin, une appréciation des méthodes thérapeutiques ne paraîtra pas déplacée, non plus qu'une discussion préliminaire touchant quelques points d'étiologie.

## II

La variole est épidémique à Genève comme partout, mais elle y est rare, et en général fort bénigne. La varicelle se montre, chaque année, à peu près en tout temps, sans distinction de saison. Pour trouver un ensemble de faits qui ait quelque rapport avec une épidémie, il faut remonter à l'hiver de 1849; mais ce ne fut rien en comparaison de cette année.

Il est toujours difficile d'affirmer, eu égard au mode d'invasion des épidémies. Il est cependant vraisemblable que nous devons attribuer aux chantiers d'ouvriers organisés autour de Genève, pour la construction des chemins de fer, une grande part dans l'invasion et la constitution de la maladie à l'état épidémique. Ces agglomérations de travailleurs ont servi de foyer et de véhicule. Toutes les circonstances réprouvées par l'hygiène se rencontrent dans ces rassemblements d'individus. L'encombrement dans les logis, une alimentation malsaine et échauffante, des habitudes de malpropreté, sans oublier un travail parfois excessif, l'abus de liqueurs fortes de fabrication équivoque : autant de causes débilitantes agissant sur des masses pour produire des milieux infectieux. Ces chantiers, d'où l'avaient-ils reçue? vraisemblablement de Chambéry et des localités voisines, où la variole fut intense et meurtrière, il y a un an. Il y avait aussi autour de Chambéry, à cette époque, et pour la même cause qu'à Genève, des rassemblements d'ouvriers. Le choléra procéda de la même manière en 1854.

Des chantiers disséminés dans la campagne, la maladie a envahi les logements d'ouvriers dans la ville, non moins malsains et tout aussi encombrés. Concentrée d'abord dans ces foyers, elle s'est propagée en sévissant progressivement avec plus de gravité et de fréquence chez les indigents, les ouvriers, les domestiques, gagnant peu à peu des classes plus aisées. Dans les classes tout à fait riches de la société, elle s'est à peine montrée.

Nous n'insisterons pas sur la cause instrumentale qui sert de trait d'union entre la prédisposition définie, dont chaque individu est comptable, et la maladie à l'état d'acte. Cet agent secondaire, qui prépare, qui aide, qui détermine l'explosion, est inconnu pour la variole comme pour toutes les épidémies.

La variole est une maladie contagieuse, nous ne le voulons certes pas nier; les migrations, que nous décrivions tout à l'heure, l'attestent une fois de plus. Pourtant, nous ne voulons pas dire que tous les cas de variole doivent être imputés à la contagion. Au contraire, il n'entre pas dans notre esprit que l'on puisse toujours invoquer un contact pour se rendre compte de l'apparition et du développement d'une maladie contagieuse.

Sans vouloir remonter au premier varioleux qu'il y ait eu dans ce monde, et se poser l'insidieuse question de savoir qui l'a contaminé, il doit être permis de se demander si raisonnablement, pour expliquer la présence de la variole ou de toute autre maladie analogue, il faut admettre une série non interrompue de maladies de même espèce. Admettra-t-on qu'un varioleux doive nécessairement avoir communiqué avec un autre varioleux? faudra-t-il qu'il ait absorbé le produit morbide délétère soit par le contact, soit par l'air?

La coutume n'est pas de poser la question avec cette rigueur; on laisse l'indéfini le plus vague planer autour du problème.— L'obscurité volontaire n'est jamais profitable à la science, et ce qu'il y a de plus certain, en tout ceci, c'est que les nuages n'ont été assemblés avec tant de soins et de persévérance que pour protéger la génération d'une ou deux erreurs. Elles vont se trouver devant nous en leur temps.

Il ne nous coûte rien de dire qu'un varioleux peut se produire d'emblée comme un pleurétique, un pneumonique, un typhoïde, comme un cas de diathèse purulente ou toute autre maladie aiguë. Il ne reconnaîtra pas d'autre ancêtre que la prédisposition permanente et générale de l'espèce humaine à réaliser l'acte morbide que l'on nomme variole. Pourquoi s'étonner davantage de cette spontanéité pour la variole, la scarlatine, la rougeole que pour le zona, la pneumonie ou la fièvre synoque? Le fait de voir les fièvres éruptives engendrer un produit morbide communicable est-il suffisant pour soustraire ces maladies et quelques autres à la loi étiologique générale? — Aussi bien les faits de contagion ne subissent-ils pas la loi de la prédisposition. — La contagion de la variole est-elle irrésistible, est-elle universelle : pourquoi des exceptions?

Si vous abordez le fait des épidémies, ici combien de questions surgissent que la contagion n'explique pas, et qui se soustraient à toutes tentatives d'explications prétendues rationnelles?

Pourquoi l'épidémie a-t-elle commencé à cette époque, s'est-elle multipliée à cette autre, a-t-elle frappé plus fort à tel moment? Pourquoi telles formes à telle heure et pendant tel temps? — Enfin, pourquoi cette épidémie a-t-elle fini? A notre sens, la terminaison est aussi difficile à expliquer rationnellement que le début.

Maintenant que ce varioleux d'emblée devienne un foyer de

contagion, qu'il engendre comme résultat de sa maladie, un produit morbide capable de mettre en évolution la prédisposition individuelle; qu'il faille prendre à son sujet les précautions indiquées, c'est là un fait évident contre lequel rien ne saurait prévaloir; mais le pus des varioleux ne joue que le rôle de cause instrumentale ou occasionnelle révélatrice de la prédisposition.

Pourquoi serait-on plus rigoureux pour la variole que pour la fièvre puerpérale? Quand cette redoutable maladie procède par épidémie, on lui attribue un caractère des plus contagieux. Ce caractère a été étendu des malades aux médecins, que l'on a voulu accuser d'être les agents colporteurs du prétendu poison morbide. Cependant, que la diathèse purulente puerpérale éclate dans une ville ou dans un hôpital, personne ne songe à invoquer une transmission antérieure, on accepte parfaitement que la maladie se développe d'emblée avec ses produits morbides et son cortége contagieux.

La contagion, disions-nous, sert de nuage protecteur à la génération de plusieurs erreurs étiologiques. Ces erreurs reposent toutes sur la recherche si persévéramment poursuivie d'un agent matériel capable de jouer le rôle de cause dans la production des maladies.

Ces hypothèses tombent immédiatement si l'on considère que ces agents, invoqués pour servir de causes, sont des produits morbides, par conséquent des résultats de la maladie qu'ils sont chargés d'expliquer.

Il en est ainsi des altérations du sang préexistantes à la maladie, toujours soupçonnées, jamais démontrées; ainsi des poisons animaux, ainsi encore de la théorie des virus et de celle des germes morbides. Autant d'hypothèses qui ne réalisent pas même l'apparence de la vérité.

La variole sert toujours d'exemple aux auteurs qui professent la théorie des germes; théorie qui réduirait la variole à la condition de pure maladie de cause externe, comme le résultat d'une contusion ou la trace du passage d'un caustique.

L'étrange phénomène intellectuel, que de voir ces chimères étiologiques indéfiniment professées par l'école qui prétend par excellence révéler la réalité médicale ! Si jamais une maladie échappa aux tentatives du physiologisme, de l'étiologie chimique et de celle du météorologiste pour demeurer dans toute son énergie et sa franchise d'expression un fait médical pur, ce fut la variole : ceci est une vérité de tous les temps ; l'étude de la présente épidémie va l'attester une fois de plus.

## III

*Marche générale de l'épidémie.* — Des cas de variole, nous l'avons dit, se sont présentés dès les premiers jours de l'année 1858. Il nous a été donné d'observer 151 cas, dont 88 à l'hôpital de Plainpalais, 63 au dehors. Pour plus d'exactitude, il faut ajouter à ce chiffre 15 cas de varicelle. Ils font partie de la manifestation épidémique, encore bien qu'ils n'aient offert aucun caractère particulier.

En tout 166 cas, sur lesquels 16 morts, dont 4 de forme confluente (individus non vaccinés), 9 de forme anomale hémorrhagique; 3 de forme anomale sans hémorrhagie. Les 4 cas de confluentes ont succombé à l'hôpital, ainsi que 7 hémorrhagiques et une anomale non hémorrhagique. — Comme toujours, l'hôpital est le refuge immédiat des cas les plus graves. Quant à dire que ces groupes de chiffres représentent fidèlement la proportion des décès pour toute l'épidémie, telle n'est point notre pensée. Ce n'est là qu'une vérité approximative, comme dans toutes les séries de faits médicaux.

Du mois de janvier au mois de mai, les cas furent légers ; toutefois, en mars, il y eut trois décès de forme anomale hémorrhagique. Ils ne différaient en rien des cas analogues qui parurent six mois plus tard ; même léthalité soudaine, même malignité dans l'évolution symptomatique. Accidents fortuits survenus chez des sujets débilités, ce furent des cas isolés qui ne servirent pas dès lors à caractériser l'épidémie.

A partir du mois de mai, l'épidémie se prononce : elle devient plus nombreuse et plus grave. Alors parut la forme confluente, qui sévit avec sa gravité accoutumée sur les non-vaccinés. Les discrètes se compliquèrent de symptômes malins. Les anomales avec ou sans hémorrhagies se manifestèrent. Les hémorrhagiques sévirent avec violence, et leur expression symptomatique fut terrible. Les populations s'émurent de ces morts rapides, précédées de phénomènes inusités. Cette forme, qui a frappé un grand nombre d'individus vaccinés, a servi de caractéristique à cette épidémie. Il ne faut pas croire cependant qu'elle ait été très-fréquente. Au moment où nous écrivons (mars) elle se présente encore parfois, mais moins souvent que dans les mois de novembre et décembre. Les varicelles sont bien plus nombreuses depuis le mois de janvier, leur réapparition fait présager le déclin de l'épidémie. La fièvre typhoïde, contrairement à l'usage ordinaire, à peine observée pendant l'automne, se montre ; la scarlatine se propage. Cette substitution dans les espèces morbides est la meilleure preuve d'un changement dans la constitution médicale.

Nous avons reconnu, pendant cette épidémie, cinq formes principales de la maladie :

*La forme discrète bénigne ;*

*La forme discrète grave ;*

*La forme confluente ;*

*La forme anomale, hémorrhagique ou non ;*

*La varicelle.*

Il est évident qu'il ne s'agit point ici de décrire longuement ces cinq formes, mais uniquement de produire la physionomie de l'épidémie en faisant un tableau succinct de ses traits principaux, but que ne saurait atteindre une description minutieuse où les traits de l'épidémie présente se confondraient avec ce qui est de la variole de tous les temps.

*Forme discrète bénigne.* — La forme discrète, de toutes, a été la plus fréquente. Nos maîtres les plus autorisés : *Morton, Van Swieten, Jos Frank*, *Borsieri*, la distinguent en *discrète bénigne* et en *discrète maligne*. Nous n'accorderons pas que nous ayons observé ces deux variétés dans toute la rigueur de la description de Borsieri, par exemple; ce serait forcer l'expression symptomatique et produire des groupes trop artificiels. Il y avait cependant une foule de nuances depuis la variole la plus simple jusqu'aux plus compliquées d'incidents pathologiques. Il faut reconnaître immédiatement l'influence de la vaccine.

S'il est un fait universellement reconnu aujourd'hui, c'est l'influence bienfaisante de la vaccine sur la période de suppuration. Sans aller jusqu'à la disparition totale du fléau, on avait espéré davantage. — Les vaccinés conserveront-ils le privilége de s'affranchir de la suppuration? Jusqu'ici on l'avait affirmé. L'épidémie de cette année semblerait vouloir imposer une limite à ces prérogatives. Non-seulement le nombre des vaccinés atteints a été considérable, mais en outre, parmi eux, ce que l'on croyait généralement impossible, on a vu se produire la période de suppuration. Nous avons apporté une attention particulière à l'observation de ces faits. Huit malades ont été atteints par la période de suppuration, avec fièvre secondaire, après avoir été vaccinés, et portant des traces authentiques. L'éruption chez ces sujets était abondante et de la forme de celle que certains auteurs nomment *cohérente*. Plusieurs médecins qui ont visité l'hôpital de Plainpalais pendant l'épidémie ont été témoins de ces faits.

Rien, d'ailleurs, d'important à noter, outre le fait de la présence de la période de suppuration chez des varioles discrètes après vaccine ; ce stade ne fut pas moins marqué de bénignité que les précédents.

Quant aux autres périodes, il serait oiseux d'en parler longuement, n'ayant présenté aucun caractère insolite et s'étant trouvées parfaitement conformes à la description classique. Ce ne sont pas quelques incidents, tels qu'une céphalalgie intense, de la douleur lombaire plus prononcée, des épistaxis qui nous doivent arrêter. Ils n'ont jamais été assez accusés pour modifier le caractère général de bénignité de la forme. Aussi bien, les symptômes vont-ils être reproduits dans la forme discrète grave, que nous allons décrire.

On a coutume aujourd'hui de nommer *varioloïdes* ces varioles consécutives à la vaccine, et on les décrit à part. Nous aurions cru faillir à la vérité médicale en établissant dans cette description des catégories distinctes pour les vaccinés et ceux qui ne l'étaient pas. Si le fait de la vaccination détermine dans bien des cas une immunité pour la période de suppuration, à coup sûr, il ne modifie en rien la forme de la maladie : l'étude de la forme hémorrhagique ne l'a que trop prouvé.

*Forme discrète grave.*—Borsieri appelle cette forme *variole discrète* de forme maligne ; la qualification de forme grave nous paraît plus conforme à la vérité des faits observés. Ainsi qu'on va le voir, l'appareil des symptômes était violent ; il pouvait inspirer des craintes, mais il n'offrait pas aux médecins cet état d'incohérence insidieuse tout particulièrement dangereux qui caractérise la malignité. Seules, les varioles anomales ont, pour nous, réalisé les traits séméiotiques de la malignité. Cinq fois nous avons observé la variole discrète grave chez des individus non vaccinés. Cette circonstance a permis d'établir des termes de comparaison instructifs.

Pendant le premier stade, il n'y avait aucune immunité pour les vaccinés. La violence, l'énergie véhémente des symptômes, tel est au début le caractère général de cette forme.

Ainsi la douleur de tête était intense, gravative, absorbante, mais la rachialgie plus vive encore ; grande prostration des forces, anxiété, trouble de l'esprit, divagation, appréhension immédiate touchant la nature du mal. Nausées continuelles, souvent des vomissements réitérés de liquides bilieux ; face très-rouge, conjonctives injectées. Pouls plein inflammatoire, montant rapidement à 120 ou 130 pulsations par minute, après des frissons prolongés.

A ces symptômes se joignent rapidement l'insomnie opiniâtre, du délire parfois très-violent, des faiblesses, même de la lypothimie, la respiration laborieuse, difficile par intervalles, une dyspnée réelle. Nous avons parlé de la fièvre qui continue sans rémission avec exacerbation le soir jusqu'au quatrième jour. Six fois nous avons vu des épistaxis, et trois fois une diarrhée bilieuse ; deux fois de la dysurie.

Ce sont des cas de cette nature (et deux fois cette année nous avons dû en délibérer) qui fournissent pendant douze ou vingt-quatre heures matière à confusion avec la fièvre typhoïde. Nous n'établirons pas ici ce parallèle de séméiotique plusieurs fois décrit. Disons seulement qu'outre les autres symptômes, une tendance à la transpiration, assez ordinaire dans la variole, nous a présenté un signe distinctif de cette maladie et de la fièvre typhoïde.

Chez les enfants, les symptômes nerveux se produisent sous la forme de véritables attaques d'éclampsie dont il survenait deux ou trois avant l'éruption qui a mis terme à tous ces phénomènes.

Nous avons donné une attention particulière à des éruptions préliminaires qui se montrent à la peau avant les véritables pustules de la variole et en compliquent la venue. Ces éruptions sont caractéristiques de la forme discrète grave ; nous ne les avons pas rencontrées dans la forme confluente.

Chez plusieurs malades, quelquefois dès le premier jour, la peau devient turgescente, et sur la surface, d'un rouge uniforme, se prononcent des groupes de taches érithémateuses plus foncées avec de légères élevures qui ont un faux air de la rougeole. Deux fois j'ai vu l'erreur commise par des médecins trop pressés de conclure: une fois au bout de quarante-huit heures, après le début de la fièvre ; une autre fois le troisième jour. Chez ces deux malades et chez d'autres, j'ai fait la remarque qu'il y a toujours quelques-unes de ces élevures plus manifestes que les autres. Rudiments des véritables pustules varioleuses qui se développeront le quatrième jour, ces dernières élevures sont d'un rouge brun qui les fait aisément discerner. Cette éruption de début est surtout propre au visage, à la poitrine et au tronc.

Il y a encore une autre éruption préliminaire, mais celle-ci, plus rare que la précédente, apparaît par plaques et affecte spécialement le bas-ventre et les aines. Une fois, je l'ai vue paraître aux aisselles.

C'est une sorte d'exanthème miliaire, composé d'une multitude de points rouges foncés fort agminés. La peau se tuméfie autour de ces groupes d'éruption miliaire, et constitue une atmosphère inflammatoire très-prononcée.

La présence de cette dernière éruption est un précurseur assuré de l'éruption de variole, dont les pustules peuvent ne survenir que deux ou trois jours après. A l'arrivée des pustules cette éruption miliaire disparaît en vingt-quatre ou trente-six heures. Borsieri décrit très-succinctement cette éruption préliminaire; il lui donne comme siége les bras, le col et la poitrine. Nous l'avons constatée au moins huit fois, et toujours sur les aines et le bas-ventre. Ces régions semblaient pour elle un lieu d'élection. Plusieurs de nos confrères de Genève ont fait la même remarque.

La présence de cet exhantème de début est toujours l'indice que la maladie sera assez sérieuse.

Le deuxième stade, pendant lequel s'opère l'éruption des

pustules, a présenté moins de symptômes graves que le premier. Il a donné lieu cependant à quelques remarques.

Nous ne décrirons pas chacune des formes des pustules, il n'en est pas une de celles indiquées par les nosographes qui ne se soit présentée depuis les grosses pustules au nombre de vingt ou trente, sur le corps entier, et de trois ou quatre sur le visage jusqu'aux groupes cohérents les plus serrés. Disons seulement que les pustules larges et franchement ombiliquées ont toujours été des marques de non-vaccination.

Chez les non-vaccinés la fièvre persévère bien plus volontiers que chez les vaccinés. Elle diminue, comme le veut l'évolution classique, pour reprendre le huitième jour avec la période de suppuration. Ces phases n'ont rien que de prévu.

On est moins habitué à voir la fièvre durer pendant tout le stade d'éruption ; j'ai observé trois cas de cette espèce ; deux fois même le délire et l'insomnie ont persévéré pendant le stade entier avec une ténacité inquiétante.

Deux symptômes attiraient fortement l'attention des médecins avant la découverte de la vaccine : l'enflure du visage, celle des extrémités et la stomatite.

Ces symptômes paraissent à peu près ensemble, le deuxième ou le troisième jour de l'éruption. Il faut lire la description de Sydenham pour apprécier toute la valeur qu'une savante observation avait donnée à ces symptômes en les transformant en signes séméiotiques. Ils sont assurément d'une moindre importance dans la variole discrète que dans la confluente; mais dans les cas graves, litigieux, avant la découverte de la vaccine, ils avaient une grande valeur pour éclairer le médecin sur la marche de la maladie et son issue. La vaccine ayant supprimé le plus souvent la fièvre de la période d'éruption et le stade d'éruption lui-même, naturellement ces signes avaient perdu en importance tout ce qu'ils avaient acquis en bénignité. L'épidémie de cette année les a remis en relief. Ils ont paru plus intenses, et le nombre considérable de cas soumis à l'observation a permis d'en étudier fréquemment l'évolution comme signe pronostique ; nous en avons apprécié toute la valeur dans les varioles discrètes graves.

Vers le huitième jour, au moment où l'éruption est dans toute sa force, le visage est très-enflé, ainsi que les mains et les pieds. Si la vaccine préserve, cet appareil de tuméfaction tombe rapidement, les pustules se dessèchent, l'attention n'est pas sollicitée par ces gonflements sous-cutanés ; il n'y a, d'ailleurs, aucune utilité d'en faire état.

Si, au contraire, la suppuration s'établit, avec la reprise du mouvement fébrile qui marque le début de cette période, on voit la tuméfaction du visage s'accroître encore, celle des mains se prononcer, enfin celle des pieds. Vers le onzième jour ces tuméfactions commencent à diminuer progressivement. N'ayant pas vu mourir de variole discrète grave, elles n'ont donc ici, pour nous, d'autre valeur pronostique que celle de nous fixer sur la marche régulière de la maladie. Elles en ont acquis une considérable au point de vue des anomalies, comme nous le verrons tout à l'heure.

La stomatite est un symptôme propre à toutes les fièvres, chaque fièvre a la sienne. On sait l'importance de celle de la fièvre typhoïde, celle de la variole est très-caractéristique, elle a de grands rapports avec la stomatite mercurielle. Pour plusieurs, cette affection symptomatique ne serait que le résultat de la présence des pustules sur le pharynx et la muqueuse buccale. Rien n'est moins exact. Pour s'en convaincre, il suffit d'étudier ces varioles anomales, où la stomatite fait défaut, encore que les pustules abondent dans la bouche.

Habituelle dans la variole confluente, la stomatite a peu manqué dans nos exemplaires de forme discrète grave. Quand la période de suppuration se produisait, nous l'avons constatée aussi complète dans son évolution que dans quelle confluente que ce soit. Cette stomatite débute avec l'éruption. Une gêne se produit dans la gorge, les mouvements de déglutition deviennent douloureux ; puis, que les pustules se montrent ou non dans les parties entreprises, on voit l'épithélium blanchir, et les malades répandre une salive visqueuse d'odeur nauséabonde parfois fort abondante. Ce flux salivaire se tarit très-vite si la suppuration n'intervient pas. Si, au contraire, le troisième stade s'établit, le flux augmente pendant les deux premiers jours, il diminue le troisième, c'est-à-dire vers le onzième jour de la maladie, à tel point que la déglutition des liquides devient temporairement difficile, même douloureuse.

Quatre fois j'ai observé de la diarrhée pendant ce stade de suppuration ou plutôt sur son déclin, c'était chez des enfants non vaccinés. Deux autres fois, chez des adultes aussi non vaccinés ; pendant trois ou quatre jours les malades avaient de six à huit selles par jour. Jamais je n'ai vu ce symptôme revêtir de gravité.

La fièvre, dans ces varioles discrètes graves, assez prononcée au début, n'a jamais été violente ; elle affectait le soir le type rémittent. Ce mouvement fébrile n'était jamais plus fort que pendant le premier stade.

Ces exacerbations du mouvement fébrile coïncidaient avec des sueurs inutiles, en ce sens que jamais elles ne modifiaient aucun des caractères graves de la maladie, pas plus la fièvre que le délire ; elles n'avaient même aucune influence décisive sur l'évolution des pustules. Nous n'irons pas jusqu'à dire, avec Sydenham, que ces sueurs contrarient la sortie de la variole : ce serait faire état d'une théorie hippocratique que nous n'adoptons point ; mais il est évident qu'il est parfaitement inutile d'exciter fortement les varioleux à transpirer. Dans la présente épidémie, les médecins qui ont essayé de modifier le génie de la maladie par des sudorifiques énergiques n'ont eu que trop souvent l'occasion de constater l'inutilité de leurs efforts, surtout dans les formes anomales.

Dans le cours du stade de début, je n'ai jamais trouvé plus de cent trente pulsations. Pendant le stade d'éruption, souvent la fièvre était nulle; alors qu'elle persistait elle ne dépassait jamais quatre-vingt-dix ou cent pulsations le soir. Combien de fois s'est produit ce contraste singulier : des malades ayant le délire si fort qu'on était obligé de les contenir dans leur lit et pas de fièvre appréciable ?

Quand le stade de suppuration se produisait, la fièvre se ranimait avec le caractère de rémittence déjà signalé.

*Forme confluente.* — Treize fois, dans le cours de cette épidémie, nous avons observé la variole confluente ; huit fois sur des sujets non vaccinés dont quatre ont succombé. Tous ces cas furent graves, plusieurs se signalèrent par une intensité grande, dans le délire, la fièvre du premier stade, l'oppression des forces, des nausées excessives, des vomissements bilieux abondants et réitérés. Nous avons garde de vouloir décrire ici la variole confluente, c'est là une histoire qui n'est plus à faire.

Les quatre malades qui ont succombé étaient en pleine suppuration, ceux qui ont survécu ont varié quant au mode de terminaison ; sur neuf, quatre ont vu les pustules se dessécher à partir du neuvième jour sans passer à la suppuration, c'étaient des vaccinés ; cinq autres ont épuisé les alternatives interminables des abcès multiples de la diathèse purulente qui termine si souvent la variole confluente.

Un de ces malades, après avoir subi toutes les phases de la variole, fut appréhendé de phthisie aiguë. La variole avait été très-forte et signalée par un délire intense suivi de coma. Le délire avait duré pendant les trois premières périodes, après quoi il persista du coma, de l'incohérence dans les idées, des sueurs profuses, de la diarrhée et de la fièvre hectique.

L'autopsie révéla de curieuses lésions : un seul des poumons était atteint et portait les traces de deux évolutions de tubercules : l'une récente, c'étaient des granulations miliaires grises qui avaient envahi tout le poumon droit. Au sommet du même côté se voyaient trois petites cavernes déjà anciennes dont la marche, longtemps comprimée, avait récemment repris un nouvel essor. Quelques tubercules crétacés à l'extrémité du lobe supérieur du poumon avaient contracté adhérence avec les côtes. A la base du cerveau, un épanchement séreux sans trace de granulations tuberculeuses. Ce malade, âgé de vingt-cinq ans, était ce que l'on appelle un scrofuleux guéri. Il avait éprouvé il y a bien des années une première atteinte de phthisie qui avait été comprimée. Ce cas se trouve en désaccord avec la loi que MM. Rilliet et Barthez ont instituée dans leur traité sur les maladies des enfants touchant l'influence réciproque de la variole et de la phthisie. Évidemment, la variole, loin d'en comprimer l'essor, a exercé une influence motrice sur l'évolution des tubercules.

C'est surtout dans la variole confluente que la stomatite et les tuméfactions successives de la tête, des mains et des pieds ont toute leur valeur comme signes pronostiques. Il est certain que l'affaissement du visage est un signe fort grave du onzième au douzième jour. Si l'affaissement des mains suit celui de la face, la mort est imminente. Il se produit alors une grande oppression des forces, une sorte de révolution, comme dit Sydenham ; le pouls s'accélère, devient petit, la respiration s'accélère d'autant ; elle semble s'opérer par le diaphragme, les côtes demeurant immobiles, et le malade succombe en peu d'heures. Sous le coup de cette modification qui s'opère dans l'état des forces, le délire peut céder tout à coup, le malade reprend sa connaissance, mais pour autant il ne va pas mieux.

Deux fois j'ai vu cette révolution du onzième jour, si considérable dans les théories hippocratiques, n'être pas suivie de la mort. Les malades pris de défaillance, survenaient des nausées accompagnées d'une grande faiblesse durant quelques heures. Les mains et la face avaient désenflé, la respiration était devenue haletante sous le coup de ces crises qui avaient rempli de crainte les assistants. Comment interpréter ces phénomènes? A notre sens, il se produit ici des congestions sanguines, rapides, souvent fort graves sur les organes internes de préférence sur les poumons. Ces congestions peuvent être mortelles et emmener les malades en quelques heures.

*Forme anomale.* — Je groupe sous ce titre de forme anomale tous les cas, et ils ont été nombreux dans cette épidémie, où la variole s'est montrée irrégulière, soit par la marche et l'évolution de la maladie, soit par l'intensité de certains symptômes, soit par l'absence de quelques autres, soit enfin par l'apparition de phénomènes accidentels insolites qui impriment un caractère spécial à la maladie.

Encore bien que les hémorrhagies et les pétéchies aient été fréquentes, elles ne se sont pas montrées dans tous les cas d'anomalie ; mais les taches noires, les effusions de sang par toutes les voies ont si fortement caractérisé pour le public ces formes irrégulières de la variole, qu'il en a marqué toute l'épidémie. C'est là un de ces phénomènes rares, frappants assurément, propres à émouvoir les témoins s'ils se multiplient. Si l'on ajoute la marche foudroyante de certains cas, l'intensité effrayante de quelques autres, la désespérante résistance de la plupart devant l'intervention du médecin : il faut reconnaître que les imaginations qui ont si fort travaillé semblaient quelque peu autorisées.

Ces varioles noires ou sanguines ne sont assurément pas nouvelles ; signalées dans nos principaux institutaires, elles y sont l'objet de descriptions que nous voudrions plus complètes. Dans les mémoires historiques il en est fort souvent mention, en particulier dans ceux de Saint-Simon.

La variole hémorrhagique se voit, quoique rarement, à l'état sporadique. Ces cas, à l'ordinaire, semblent se présenter chez des individus jeunes encore ou des sujets à l'avance dévolus à la scrofule ou la phthisie. Les quelques faits qu'il m'a été donné d'étudier jusqu'à cette année étaient de ce nombre. C'est ainsi que je l'observais à Paris, en 1844, deux fois dans le cours de mon internat à l'hôpital des Enfants, chez de forts jeunes sujets convaincus de tuberculisation à tous les chefs. A Genève, en 1849, j'en fus de nouveau témoin chez deux orphelins, l'un âgé de huit ans, l'autre de quatorze, dont le père et la mère étaient morts phthisiques. Dans ces quatre cas il s'agissait d'individus vaccinés ; l'éruption était discrète, fort rare même, mélangée de taches de purpura. Il y eut des hémoptysies considérables, si bien que les incidents hémorrhagiques semblaient une conclusion cachectique de la phthisie plutôt qu'une forme particulière de la variole. — L'an dernier, en mars 1858, au début de l'épidémie, j'en observai dans la même famille deux cas insignes par leur rapidité ; c'étaient deux enfants scrofuleux : ils moururent le même jour, l'un après cinquante, l'autre après trente-six heures de maladies. — Le premier eut des hémoptysies et de l'hématurie, outre les pustules noires et du purpura. Le second ne manifesta de son vivant ni pustules noires ni hémorrhagies, mais après la mort il y eut un flux de sang abondant par le rectum.

Des faits comme ceux-là se produisent en dehors de toute influence épidémique, ou plutôt dans toutes les épidémies de variole, il s'en doit observer quelques-uns alors que la maladie régnante vient appréhender des individus débilités, soit par leur constitution, soit parce que la variole, — ce qui arrive parfois dans le milieu infectieux des hôpitaux, — se contracte dans la convalescence d'une autre maladie. La plupart des varioles hémorrhagiques décrites par MM. Rilliet et Barthez dans leur *Traité des Maladies des enfants* appartiennent à cette dernière catégorie. C'est dans des circonstances semblables que mourut, cette année, en mars, à l'hôpital de Plainpalais, un jeune homme qui était venu réclamer des soins pour une pneumonie symptomatique de la grippe. Le malade mourut de variole hémorrhagique à la suite de libations trop copieuses auxquelles il se livra un jour de sortie.

Ces cas de variole hémorrhagique pas suite de débilité de constitution se produisirent au mois de mars ; je n'en vis aucun jusqu'en septembre. L'épidémie à ce moment avait atteint sa période la plus active, les faits hémorrhagiques se révélèrent alors dans toute leur intensité, les plus graves se présentèrent les premiers.

Une femme de vingt-huit ans, vaccinée, très-forte et de santé habituellement bonne, arrive à l'hôpital de Plainpalais le troisième jour de sa maladie. Elle était atteinte de métrorrhagie abondante et d'épistaxis ; quelques rares pustules ecchymosées entourées d'une aréole sanguine sont visibles sur le visage et le tronc, taches de purpura sur le front et la poitrine. Parfaite connaissance, pouls à 80 ; pas de stomatite, déglutition aisée.

Ce tableau fut constaté le quatrième jour.

Le cinquième jour, mêmes hémorrhagies, larges taches ecchymotiques sur le front, les bras, les jambes. Déjections alvines diarrhéiques, mêlées de caillots sanguins. — Putridité complète, abattement, pouls à 78, intelligence parfaite, soif constante.

Sixième jour, il y a hématurie outre les selles sanglantes. La métrorrhagie n'a point cessé, les gencives se mettent à répandre du sang. Les ecchymoses du ventre, des bras, des cuisses ont acquis une telle proportion que la peau est infiltrée et que le sang épanché produit une véritable fluctuation. Peau visqueuse, froide.

Septième jour, hémorrhagie par toutes les voies, odeur infecte. La face, qui n'est plus qu'une vaste ecchymose, est méconnaissable. La malade va s'affaiblissant et succombe le neuvième jour en parfaite lucidité d'intelligence. Il ne s'est développé aucune pustule au-dessus de l'ombilic. Cette malade accusait fort peu de souffrance ; huit ou dix heures avant la mort le pouls est devenu un peu plus fréquent, mais filiforme.

Voilà bien l'anomalie dans son expression la plus complète. On ne discerne plus aucun des caractères ordinaires de la maladie. Ils sont tous modifiés. Les stades sont méconnaissables, les prodromes abolis ; la maladie débute insidieusement par une métrorrhagie hors le temps des règles ; on ne saurait dire qu'il y ait eu de la fièvre ; quelques rares pustules, gorgées de sang, seules trahissent la variole. Les symptômes de la putridité la plus absolue résistant à toute tentative de traitement frappent seuls l'attention du médecin.

J'ai observé trois cas analogues, avec des variantes qu'il est inutile de décrire. Un d'entre eux, c'était un homme, présenta vingt-quatre heures de délire et du coma pendant le dernier jour de sa vie.

Un malade soigné par le docteur S..., après deux jours d'indisposition et de malaise, se trouva, au matin du troisième jour assez fort pour se promener à pied pendant une heure. En rentrant, il eut de l'hématurie et se coucha fatigué ; le soir il mourait : quelques rares pustules noires avaient apparu sur le visage et le tronc.

Le 23 octobre au matin, je suis appelé auprès d'un homme fort et robuste, âgé de trente-huit ans, vacciné. Il a été pris la veille d'un violent frisson accompagné de douleurs lombaires et de vomissements bilieux ; une forte fièvre se déclare au milieu de la nuit ; survient une attaque de dyspnée, promptement accompagnée de gêne dans la déglutition et d'ardeur brûlante à la gorge ; une éruption de pustules varioliques avait eu lieu sur le pharynx, l'isthme du gosier, la voûte palatine et la langue ; à peine quelques rares boutons entourés d'une aréole rouge sur le visage, la poitrine et les bras ; face vultueuse, agitation, insomnie, pouls à 95.

Une éruption de pustules varioliques aussi rapprochée du début ; aussi anomale par son évolution, me parut d'un très-mauvais augure. L'éruption fut discrète et mit cinq jours à se développer, lentement d'abord sur le tronc, puis sur les extrémités inférieures, enfin sur les mains. Les trois derniers jours il y eut un peu de tuméfaction sur le visage, celle des mains fut fort légère, celle des pieds nulle ; pas de ptyalisme, encore que les pustules fussent très-nombreuses dans la bouche ; le pouls tomba à 75 le troisième jour, il ne se releva que la nuit qui précéda le décès, et encore n'arriva-t-il qu'à 90. Les pustules demeurèrent sèches, toutes furent entourées de l'aréole rouge. Pendant les trois derniers jours, deux ou trois pustules sur le tronc, une seule sur le visage, parurent remplies par un caillot de sang noir. Il n'y eut pas d'autre hémorrhagie. Le malade dormait fort peu, il était continuellement agité ; cependant il conserva jusqu'au bout sa connaissance. La mort arriva au matin du neuvième jour ; elle fut annoncée par six heures de dyspnée sans sterteur. Douze heures auparavant, s'affaissa l'enflure incomplète qui s'était manifestée au visage et aux mains.

Le caractère insidieux des signes séméiotiques propres à la malignité éclate dans ce malade. Pour tout autre que pour le médecin, l'appareil des symptômes n'a rien de trop grave ; il n'y avait d'hémorrhagie ni par les muqueuses ni dans les parenchymes, pas de délire, fièvre presque nulle ; mais un signe grave dominait tous les autres, c'est l'anomalie partout dans l'ordre d'évolution des symptômes, comme dans le développement de chacun d'eux en particulier, à commencer par celui des pustules.

Ce fait ne peut être donné comme type ; il ne saurait y en avoir alors qu'il s'agit d'anomalies ; mais il faut dire qu'en admettant des nuances en grand nombre, beaucoup de cas funestes, observés cette année, eurent de l'analogie avec celui-ci ; souvent la mort arriva plus promptement; une fois, le quatrième jour, entre autres, il y eut beaucoup plus de délire et d'agitation.

Ces cas se distinguèrent par la rareté des pustules et la modération dans les hémorrhagies, ou, pour mieux dire, par leur absence, car il n'y avait que quelques boutons ecchymosés.

Deux fois, au contraire, la mort vint le cinquième jour, après le développement d'une éruption très-confluente qui avait commencé le second jour de la maladie, bruyamment accompagnée de délire, délire si fort qu'il fallait attacher les malades dans leur lit : ce délire se termina par un coma accompagné de dyspnée, qui précéda la mort de quelques heures. Ces deux malades eurent des épistaxis, de l'hématurie et des selles sanglantes. Les derniers jours, des plaques ecchymotiques parurent sur la face et le tronc.

Nous plaçons ici le seul cas que nous ayons observé de variole sans éruption :

« Une couturière, âgée de vingt-quatre ans, vaccinée et très-bien portante, est apportée à l'hôpital après deux jours d'un début d'un extrême violence, mais où il ne parut aucun des caractères de l'évolution ordinaire. La rachialgie faisait pousser des cris, les vomissements bilieux étaient continuels. Pouls à 120, urine fort rare, lucidité parfaite de l'intelligence. Après trois jours d'angoisses et de souffrance, le visage se tuméfie et se couvre d'une rougeur lisse foncée. La malade se sentit soulagée, elle ne vomissait plus de bile, la douleur lombaire avait disparu, quand, dans la nuit du troisième au quatrième jour, elle mourut à l'improviste, après une hémoptysie insignifiante. L'autopsie ne révéla aucune lésion. »

Tous les cas où l'hémorrhagie s'est manifestée n'ont pas été mortels.

Nous avons rencontré une jeune femme qui fut prise de métrorrhagie très-abondante dans le cours d'une variole discrète grave ; les pustules étaient rares et sèches, de l'espèce de celles que l'on a nommées verruqueuses ; cette perte dura quatre jours, et ne se termina qu'en exposant la malade à l'air (c'était en décembre) pendant deux heures avec des sinapismes aux quatre membres.

Deux autres fois, chez des femmes encore, il survint une perte de sang avec des épistaxis dans le cours d'une variole très-confluente, avec quelques boutons noirs sur le visage et la poitrine. Ces deux malades coururent un grand danger, qui fut conjuré, à notre sens, parce que la tuméfaction sous-cutanée du visage et des extrémités suivit le cours régulier.

Un homme, âgé de vingt-sept ans, très-vigoureux, vacciné, présenta une éruption confluente analogue sans signes hémorrhagiques autres que la production de quelques pustules pétéchiales. Grande fièvre, forte tuméfaction de tout le corps, congestions sanguines successives sur la poitrine et les méninges. Ce malade guérit. Chez lui comme chez les deux précédents, les pustules se désséchèrent rapidement ; après le quatrième jour, il n'y eut pas trace de suppuration. Ce furent ce que l'on est convenu d'appeler des varioloïdes confluentes.

Telles sont les principales variétés de cette variole hémorrhagique. Elles paraissent avoir été les mêmes à Chambéry, où l'épidémie se manifesta six mois plus tôt qu'à Genève. Voici quelques lignes d'une lettre qui m'a été écrite par un médecin de cette ville :

« Nous avons eu des malades emportés en cinq jours ; en particulier, une jeune femme grosse de trois mois. Elle avait la variole scorbutique de Frank. J'ai vu bien des malades couverts de pétéchies et de larges ecchymoses, qui, tous, ont succombé. Dans la même maison, trois enfants furent atteints : deux présentèrent un mélange de pustules et de taches pétéchiales ; ils allèrent jusqu'au douzième jour de l'éruption ; un troisième mourut après quelques jours de fièvre, en présentant les mêmes symptômes généraux que ses frères, mais sans qu'il survînt ni pétéchies ni pustules. »

Nous le disions tout à l'heure, ce qui doit attirer l'attention dans ces varioles sanguines, c'est leur fréquence dans l'épidémie actuelle. Les plus anciens praticiens ne se souviennent pas d'avoir vu cette forme sévir avec autant d'intensité. Les histoires des épidémies récentes n'en font pas mention, sauf comme cas accidentel. Mon père publia (1) en 1823, le récit d'une épidémie qui fut assurément plus considérable que celle de cette année, puisqu'un seul médecin put voir 306 cas de variole dans le cours d'un an. Il n'est pas question de la forme hémorrhagique dans ce mémoire.

On s'est demandé quelles pouvaient être les causes de cette forme.

Il n'est pas plus aisé de faire réponse à cette question que de savoir quelle est la cause de la variole elle-même. C'est demander raison du génie propre qui caractérise une épidémie. Or, la science étiologique est à cet endroit radicalement incompétente.

Nous faisions tout à l'heure à l'étiologie la part aussi grande que possible touchant la variole hémorrhagique à l'état sporadique. Quand on aura accordé une certaine limite d'action aux milieux infectieux, à la diathèse tuberculeuse, à la scrofule, à la convalescence de quelques maladies graves, on aura épuisé la liste des prédispositions; mais tout ceci est de nulle conséquence, eu égard au génie épidémique. Cette forme n'a-t-elle pas choisi ses victimes, pendant l'épidémie, parmi les sujets les plus vigoureux et les plus exempts de circonstances débilitantes?

Quelques-uns ont voulu lier cette forme sanguine de la variole à Genève à une constitution hémorrhagique qui aurait régné l'an dernier à un certain moment donné. Pourquoi contesterions-nous cette coïncidence d'un certain nombre de cas d'hémorrhagies diverses dans notre ville à un certain moment? Il n'y a guère d'années où ce fait de constitution médicale ne se produise, mais il ne faudrait pas accorder une importance trop décisive à des rapprochements de faits opérés entre quelques

(1) Dans la *Bibliothèque universelle de Genève*, année 1825.

médecins sous la complaisante influence du courant de la conversation. Nous ferons simplement observer que la variole sanguine dure depuis six mois. On ne saurait raisonnablement assurer que cette constitution hémorrhagique, signalée, croyons-nous, au mois de septembre, soit encore en activité.

Pour les médecins qui ont émis cette hypothèse, les hémorrhagies se rattachent vraisemblablement à quelques circonstances météorologiques, mais la difficulté est qu'ils ne se sont pas expliqués à ce sujet. D'ailleurs, ce phénomène atmosphérique fût-il aussi connu qu'il l'est peu, fut-on parvenu à se rendre compte physiquement de la production simultanée de diverses hémorrhagies, on n'aurait avancé en rien la solution du problème étiologique d'une maladie entière de forme aussi particulière que la variole hémorrhagique.

D'autres ont rapproché cette forme du charbon ou pustule maligne. Il ne faut voir dans ce rapprochement qu'une de ces analogies fortuitement établies sous une impression rapide des faits. Encore bien que cette analogie ait été reproduite dans le public avec persévérance, il nous paraît impossible qu'elle ait été établie par un médecin. Ce serait à dire de lui qu'il ne connaît pas mieux le charbon que la variole hémorrhagique.

Le syndrome moderne de l'état typhoïde ayant remplacé, pour la plupart des médecins, la *putridité* et la *malignité* des anciens auteurs, il fallait s'attendre à voir l'état typhoïde invoqué pour caractériser les varioleux hémorrhagiques.

Sans vouloir entrer ici dans une discussion minutieuse sur l'état typhoïde qui a jeté tant d'obscurité et de confusion dans la séméiotique moderne, nous dirons que nos varioles sanguines ne nous ont jamais fait penser à leur attribuer l'état typhoïde; un symptôme caractéristique leur manquait : la stupeur. Ou les malades étaient agités par le délire le plus furieux, survenant brusquement et changeant de même, ou bien l'intelligence la plus lucide ne cessait de se produire au milieu des hémorrhagies les plus réitérées. L'état malin et l'état putride, tels que les enseignait l'ancienne séméiotique, caractérisent bien plus exactement les syndromes, qui communiquent soudainement à ces maladies anomales un si irrésistible cachet de gravité.

On a dit aussi que le sang de ces malades était plus altéré, plus dissous, moins fibrineux. Ces qualités du sang, cette prédominance des globules sur l'élément fibrineux sont des faits d'anatomie pathologique connus depuis longtemps. Cette diminution de la fibrine, on ne saurait trop le répéter, est un effet de la maladie, non une cause; elle a été constatée dans cette épidémie de variole comme dans les précédentes. Mais cette altération ne varie point avec les formes, elle est la même pour la variole la plus bénigne que pour l'hémorrhagie la plus extrême. M. Andral a reconnu ces conclusions dans son *Traité d'Hématologie*. Nous les avons vues se confirmer uniformément, soit quand il a été possible de recueillir du sang d'hémorrhagie, soit dans les rares occasions où nous avons pratiqué la saignée.

Qui ignore, d'ailleurs, que ces altérations pathologiques du sang varient dans le cours d'une même maladie? que pour la variole, en particulier, le sang redevient fibrineux au moment où la période inflammatoire de suppuration commence? Sous ce point de vue, M. Andral n'a fait que confirmer Van-Swieten.

La diminution dans la proportion de fibrine n'explique pas la forme hémorrhagique de la variole; elle ne donne pas plus de lumière sur le lieu d'élection des hémorrhagies. — Pourquoi ici une hématurie plutôt qu'un épistaxis? une hémoptysie plutôt qu'une perte utérine? Si l'on explique une hémorrhagie par la dissolution du sang, il faut donc qu'il n'y ait d'atonie que dans le lieu d'élection de l'hémorrhagie? Nous n'avons pas rencontré de malades complétement conséquents. Pour l'être, ils auraient dû se montrer totalement infiltrés dans leur sang. Au contraire, même dans les cas les plus graves, on voyait les bizarreries les plus singulières. C'est ainsi qu'une femme était complétement infiltrée de la tête à la ceinture, rien au delà, et qu'une autre fois les lésions, chez un homme, affectaient un seul côté du corps.

De ces faits que conclure? Avant tout, qu'il faut se garder des explications physiologiques dans l'étiologie des maladies. Illusoires dans l'étiologie des maladies à marche régulière, qui sont déjà par essence la négation de l'ordre physiologique, combien seront-elles plus vaines encore alors qu'il s'agit d'une maladie anomale sous l'influence d'un processus épidémique! La variole hémorrhagique est un des exemplaires les plus caractérisés de ces faits morbides heureusement rares, comme le choléra foudroyant noir, comme quelques cas de fièvre typhoïde de forme ataxique, dont les phénomènes insolites déroutent toutes les prévisions du médecin, sauf les plus funestes, confondent les voies ordinaires de la séméiotique, et mettent à néant la thérapeutique. Rien de plus compromettant pour la saine physiologie que de lui commettre le soin d'interpréter de pareils faits.

Tous les caractères de l'anomalie se présentent ici. Perturbation dans les stades ordinaires, c'est-à-dire dans l'ordre d'évolution des symptômes; perturbation dans le mouvement fébrile; perturbation dans le mode de développement de la lésion de la peau, caractéristique de la variole. Les jours ordinaires de crises n'ont plus de valeur. Les sécrétions habituelles: l'urine, la salive, les larmes, se suppriment. La mort peut survenir tous les jours depuis le troisième. Enfin un phénomène extraordinaire, une lésion d'une des plus importantes fonctions vitales, la circulation, vient achever le tableau en apportant un complément de perturbation de la dernière gravité dans ce désordre pathologique. Le plus souvent ces hémorrhagies sont de simples lésions fonctionnelles; quelquefois aussi l'effusion du sang est interstitielle et se produit dans la trame des tissus organiques.

Il est à remarquer que la présence de l'élément hémorrhagique exclut les suppurations. Dans les cas de guérison, nous n'avons jamais observé que des apparences de suppuration sur de rares points du visage.

Cette exclusion de la suppuration, c'est-à-dire du terme culminant de l'évolution des pustules, implique toute une série de modifications dans le développement des pustules elles-mêmes. Plusieurs variétés indiquées par les auteurs comme des modes d'éruption particuliers ne sont que des phénomènes d'anomalie.

Les pustules, dans la variole hémorrhagique, sont loin de présenter toutes un épanchement sanguin ; souvent il n'y en a que quelques-unes, de même deux ou trois, qui présentent ce caractère ; les autres sont entourées d'une aréole ou plutôt d'un anneau rouge très-limité. Cet anneau est un des premiers signes qui apparaisse et trahisse l'anomalie. La pustule elle-même est plate, sèche, peu développée, même très-petite et affectant ces formes irrégulières que les auteurs ont nommées verruqueuses, siliqueuses, etc. Quelquefois ces pustules, déjà irrégulières, se réunissant en groupes agminés, les vésicules arrivent à se toucher. Elles se confondent et forment une bulle pemphygoïde, laquelle prend l'aspect d'une phlyctène, quand l'épanchement sanguin liquide s'y est produit.

Dans la présente épidémie, un médecin fit appliquer, très-près du début, un cataplasme sur l'abdomen ; une phlyctène se produisit, remplie d'un liquide sanguinolent longtemps avant qu'aucun signe d'hémorrhagie eût apparu. Ce moyen a été proposé comme procédé de séméiotique exploratrice. Il risque d'être le plus souvent infidèle. Combien de fois n'a-t-on pas couvert les malades de sinapismes sur toutes les parties du corps sans produire aucun résultat analogue !

Une dernière modification. Quand dans les varioles hémorrhagiques qui autorisent le plus d'espoir, l'éruption est confluente, les pustules sont très-serrées, très-petites, et la peau semble recouverte d'un vernis lisse.

Nous nous contentons d'indiquer dans l'évolution des pustules les modifications que nous avons observées. Aussi bien, sur ce sujet faut-il savoir se limiter, sous peine de devenir inutile.

Dans les descriptions si minutieuses des variétés de la variole, de ses anomalies, de la variole consécutive à la vaccine, de la variole inoculée, de la varicelle avec ses nombreuses nuances, n'a-t-on pas quelque peu abusé du luxe de la description, et négligé les grands traits de la nosographie, les caractères véritablement importants des épidémies, pour se perdre dans de petites minuties de surface, et attribuer, sans profit pour la science, des caractères durables à des phénomènes éruptifs transitoires comme les constitutions épidémiques qui les avaient engendrés ?

*Varicelle.* — On ne s'attend pas à ce qu'il soit ici longuement traité de cette légère maladie. La varicelle a fait cortége à la variole pendant notre épidémie comme pendant toutes les autres. Dans le tableau des faits qu'il nous a été donné d'observer, figurent quinze cas de varicelle. Nous pouvons aujourd'hui les porter à vingt-un, l'épidémie ayant continué depuis le début de l'impression de ce mémoire (1). En proportion variable, la varicelle fait partie de toutes les manifestations épidémiques de la variole; cependant ce n'est point la variole elle-même, et la plupart des médecins ne consentent pas à voir dans la varicelle une forme de la variole.

Ces conclusions ne sont-elles pas trop rigoureuses, et ne seraient-elles pas une application de la théorie si peu recevable

(1) Pour la même raison, le nombre de nos varioles s'est accru de 11, dont 6 de forme bénigne, 5 de forme discrète grave. Sur ces 11 cas, 3 individus non vaccinés qui ne furent pas atteints plus gravement que les autres. Ils ont subi la période de suppuration, mais plus fortement que les deux vaccinés placés à leur côté.

des germes morbides? M. Bousquet, dans son *Traité de la Vaccine*, écrit « que les deux éruptions ne sont pas de même » nature, qu'elles ne naissent pas du même principe, que la » variole et la varicelle reconnaissent deux causes différentes ; » de ces deux causes, l'une est susceptible de se transmettre, » l'autre ne l'est pas. »

Il est généralement reconnu que la varicelle ne se transmet pas par inoculation. De cette résistance à la transmission par voie d'insertion, est-il exact de conclure que la varicelle n'est pas contagieuse? A notre sens, c'est trop dire. Ne voyons-nous pas chaque année la varicelle procéder par petites épidémies? dans les hôpitaux ne se promène-t-elle pas souvent d'un lit à l'autre?

Eu égard à la variole, on conclut de l'inutilité des inoculations de varicelle que les deux maladies n'ont pas la *même origine*. Alors pourquoi ces deux maladies se suivent-elles comme une ombre suit un corps? La varicelle introduit toutes les épidémies, elle les accompagne, elle les termine. Toutes les fois qu'un milieu infectieux de variole se constitue, on voit des individus à portée contracter la varicelle; il y a évidemment quelque chose de commun. Pour affirmer le contraire, il faudrait nous montrer des épidémies de varicelle avant l'invasion de la variole, par conséquent tout à fait indépendantes ; ce qui n'a pas été produit.

Ces courtes réserves étant faites, nous accordons avec tout le monde que la varicelle ne préserve pas de la variole, de même la variole ne préserve pas de la varicelle; la vaccine, enfin, n'offre aucune immunité contre la varicelle.

Convenons, d'ailleurs, que, sous le règne de l'inoculation, on avait un grand intérêt à ne pas confondre la variole avec la varicelle ; aujourd'hui il n'en est plus de même.

Quant à notre épidémie, la varicelle s'est comportée à l'ordinaire, c'est-à-dire que le plus souvent elle a été aussi bénigne que possible. Trois fois cependant les prodromes furent graves, accompagnés de vomissements et de céphalalgie intense, ainsi que d'une forte fièvre. On attendait une éruption de varioloïde, la varicelle seule survint. Une fois ces prodromes se sont prolongés jusqu'au neuvième jour, une autre fois jusqu'au septième, avec la même intensité.

## IV

### *Conclusions touchant cette épidémie.*

Après avoir achevé l'étude des formes de la variole qui ont paru pendant cette épidémie, diverses questions se présentent; à des degrés divers, elles méritent attention.

Cette épidémie a-t-elle revêtu un caractère propre qui la distingue des précédentes?

Ces caractères différentiels entre les épidémies proviennent-ils de caractères spéciaux revêtus par la maladie, ou doivent-ils être attribués à la vaccine?

Quelles sont les modifications introduites par la vaccine dans les épidémies?

L'immunité vaccinale a-t-elle fléchi? — Quelle est la portée actuelle de cette immunité? Faut-il revacciner?

Ces questions se formulent à l'instant dès qu'il s'agit de caractériser une épidémie. — Qu'est-ce, en effet, que signaler le trait caractéristique d'une épidémie, si ce n'est établir des termes de comparaison entre la collection des faits actuels et les épidémies précédentes? — Les auteurs procédaient de la sorte pour la variole avant la découverte de la vaccine. Ils établissaient ainsi le degré d'intensité, les formes, les incidents particuliers, les modifications propres aux faits en présence, enfin les phénomènes insolites s'il s'en présentait. Depuis la vaccine, on a négligé cette étude de la variole en soi. Les épidémies, dès lors, ont toutes été appréciées au point de vue des modifications introduites par la découverte de Jenner dans la marche et la gravité de la maladie. Il était naturel que l'attention fût sollicitée par un fait aussi nouveau que celui d'une redoutable maladie comprimée dans son essor, atténuée dans ses manifestations les plus sensibles, sinon complétement comprimée, car, au début, l'espoir des vaccinateurs allait jusque-là.

A force de ne plus voir la variole qu'à travers les modifications vaccinales, on avait oublié le fait médical de la variole elle-même, les invasions épidémiques, chacune caractérisée par tel ou tel trait spécial. Il sera permis de dire que ces préoccupations ont été trop exclusives. En effet, si la vaccine modifiait la maladie chez les individus pour autant, elle ne modifiait pas ce trait nosographique, caractéristique de la variole, de procéder par épidémies; elle n'avait non plus aucune influence sur le génie particulier de chaque invasion; elle ne pouvait pas faire que la maladie ne parût à telle époque plutôt qu'à telle autre; qu'elle ne revêtît soudain tel caractère; qu'elle ne fût signalée par tel phénomène inusité.

Il résulte de tout ceci que l'étude des épidémies de variole, depuis le dix-neuvième siècle, est devenue fort compliquée. Il n'est pas aisé d'en discerner le véritable génie à travers les visées si diverses qui dirigent les auteurs. Avant tout ils défendent la vaccine; ils étudient la varioloïde, ou petite vérole consécutive; ils s'appliquent à en démontrer les caractères distincts de la variole primitive, et surtout à en mettre en évidence la bénignité, l'innocuité permanente. Le caractère irrationnel, inattendu, mobile des épidémies est oublié. A lire ces relations, il semblerait que la variole soit devenue d'une gravité uniforme constante; que les épidémies, semblables entre elles par le caractère d'intensité de la maladie, ne diffèrent plus que par le nombre de sujets atteints.

Vingt-cinq ou trente ans après l'invention de la vaccine, on est si persuadé de son efficacité et de l'innocence de la variole consécutive, que l'on propose et que l'on pratique l'inoculation sur des vaccinés de 15 à 20 ans, tellement on imagine peu que cette inoculation puisse produire autre chose que la plus inoffensive varioloïde. — Pour sûr, à Genève, cette année, l'on n'aurait pas été aussi confiant, et l'on n'eût trouvé chez nous ni un médecin qui proposât l'inoculation de la variole, ni un patient qui en fît la demande.

De part et d'autre, d'où vient ce changement dans les opinions?—La majorité des médecins, et avec eux le public, ont déclaré que l'immunité vaccinale avait fléchi : d'autres, que la variole maintenait ses droits acquis et qu'elle se manifestait cette année avec une intensité spéciale qui tenait au génie propre du *processus* épidémique.

Les deux propositions ne sont pas aussi identiques qu'elles en ont l'air :

Les premiers ne se préoccupent que du sort des individus, à travers les faits morbides sur lesquels ils attribuent à la science une puissance de modification et d'atténuation dont ils ne limitent pas la portée ;

Les seconds maintiennent la permanence de l'espèce morbide et de ses formes ; permanence qu'ils affirment supérieure aux tentatives opérées pour en réprimer la manifestation. Ils ne contestent pas à la science une certaine faculté de répression de la maladie, dans ses caractères, dans son intensité, dans la gravité de son génie ; mais ils accueillent avec réserve les résultats proclamés. Les droits de l'expérience et du temps leur paraissent devoir être comptés pour quelque chose avant de conclure. Ceux-ci, par exemple, n'auraient pu partager l'opinion mise en circulation, il y a quelques années, que la varioloïde est une maladie particulière distincte de la variole.

Si illimitée que fût la confiance placée en la vaccine dès les premières années de son invention, on ne tarda pas à reconnaître qu'elle n'anéantissait pas la variole. — De là les hésitations que l'on sait, les sentiments divers sur les varioles dites consécutives à la vaccine. Pendant bien des années ces varioles modifiées, qui ont fini par prendre le nom de varioloïdes, seules, attirent l'attention des médecins, si bien que dans ces innombrables travaux, il est fort difficile de se rendre compte de la violence des épidémies.

Un auteur couronné par l'Académie des sciences de Paris, il y a treize ans, M. Steinbrenner, a essayé d'introduire quelque lumière dans ces mémoires : ces comptes rendus officiels ou privés, suggérés depuis le début du siècle par l'étude de la vaccine dès cette époque, à peu près complétement substituée à celle de la variole. Son énergique patience n'a pas pu faire que cette collection de faits ne demeure fort confuse. A force de peine, on parviendra à reconnaître que les épidémies de variole de 1810 à 1850 furent rarement graves, marquées par un nombre restreint de symptômes insolites surtout très-favorable aux vaccinés.

Cependant les varioles après vaccine se produisent d'autant plus souvent que l'on s'éloigne davantage du commencement du siècle. L'idée de revacciner se présente de bonne heure ; elle naît bien plus sous la préoccupation d'éviter même une varioloïde légère que dans le but d'éloigner une variole grave que l'on ne croyait plus possible après la vaccine. Nous avons déjà rappelé tout à l'heure que transitoirement quelques médecins étaient revenus à l'inoculation avec le pus des varioloïdes, tellement on était persuadé que la variole, définitivement modifiée par la vaccine, était désormais une maladie sans importance.

Après tout, la variole continuait à sévir. On n'avait pu vacciner tout le monde ; il avait fallu se rendre à l'évidence, et admettre que la varioloïde, cette variole modifiée si souvent, proclamée inoffensive, pouvait communiquer la véritable variole aux sujets non vaccinés. Or, comme on n'avait pas perdu de vue la pensée de délivrer le genre humain de la variole, des médecins poussèrent aux revaccinations; de là ces séries de revaccinations en masses opérées dans les écoles, dans l'armée, dans les prisons, dans les usines, d'abord en Allemagne et en Belgique, plus tard en France.

Se peut-il dire que l'on soit suffisamment édifié sur cette pratique de la revaccination? — L'expérience a-t-elle proclamé une méthode? a-t-on posé les indications, déterminé les limites d'âge dans lesquelles il faudrait vacciner de nouveau? Évidemment non. Sur ce point, rien de plus confus que les avis des médecins, et de moins arrêté.

C'est au milieu de ces obscurités qu'est survenue l'épidémie de cette année, épidémie qui a manifesté la variole si intense, si résolue à maintenir ses droits dans toute leur intégrité.

Là-dessus plusieurs de se demander si l'immunité vaccinale avait définitivement fléchi.

Nous n'avons pas cru devoir adopter ce point de vue pour porter un jugement sur cette épidémie. C'est une manifestation de la variole que nous avons étudiée, et non pas une perturbation dans les faits de préservation vaccinale.

Nous avons vu, en effet, la variole se produire avec le cortége de toutes ses formes traditionnelles, ne subissant que dans une mesure restreinte les modifications accoutumées de la vaccine, si bien que vaccinés et non-vaccinés se rapprochaient singulièrement.

La division des faits par catégories, suivant les formes, nous a paru la seule conforme à la vérité médicale. Elle paraît surtout d'une haute importance pour apprécier la portée des vaccinations. Chaque forme dans l'espèce révèle un génie particulier auquel se subordonnent les symptômes. Ces formes existaient avant l'invention de la vaccine; elles ont persisté après elle, et l'un des côtés intéressants de l'épidémie a été d'en constater la fidèle reproduction. Il y avait bien des années que ces formes ne s'étaient pas produites aussi complètes.

S'il est un fait hors de doute, c'est chez les vaccinateurs l'espoir d'avoir anéanti les formes de la variole; on peut même dire qu'à cet endroit la confiance était absolue. Notre éducation médicale s'est faite dans le courant de cette bonne opinion. La redoutable éruption n'était pas supprimée, mais elle était réduite à l'inoffensive expression d'une maladie de courte durée.

L'histoire de notre épidémie a donné un sévère démenti à cette confiance optimiste. Pour nous en convaincre, reprenons rapidement les quatre formes.

La *forme discrète bénigne* est commune aux vaccinés et à ceux qui ne l'avaient pas été. Sauf quelques nuances dans la forme des pustules et une durée un peu plus longue pour les non-vaccinés, il n'y avait pas de différences. On sait que nous avons observé la période de suppuration dans cette forme chez des vaccinés.

Dans *la forme discrète grave*, où il a fallu signaler tant de prodromes intenses, l'assimilation a été plus complète encore entre les varioloïdes et les véritables varioles. Quand, après des débuts si pénibles, les varioloïdes subissaient quand même la période de suppuration, il n'était certes pas aisé de leur attribuer quelque avantage sur les autres, pas même celui de l'absence de cicatrices. On est frappé cette année de la quantité des vaccinés qui demeurent marqués de la petite vérole.

S'il ressort de l'examen de nos faits, touchant la *forme confluente*, un avantage pour les vaccinés ; il ne faut pas moins admettre que des vaccinés peuvent être appréhendés par la variole confluente et des plus graves. Au moment où nous écrivons (12 mai 1859), il y a dans les salles de l'hôpital de Plainpalais un sujet, âgé de vingt-cinq ans, qui affirme avoir été vacciné, portant, d'ailleurs, des cicatrices vaccinales. Ce sujet est en pleine suppuration de la variole la plus confluente et la plus grave.

Mais c'est *la forme hémorrhagique* qui a été le grand échec des vaccinés : sur 16 cas (nos chiffres s'accroissent avec la durée de la publication de ce travail), nous n'avons observé qu'une seule fois la forme hémorrhagique sur un non-vacciné. Il n'y a pas à revenir sur la gravité de cette forme, qui a rendu l'épidémie si redoutable, toutes choses étant, d'ailleurs, égales.

Il a succombé proportionnellement bien plus d'hémorrhagiques vaccinés que de confluents non vaccinés.

On voit que, dans cette épidémie, varioloïdes et varioles vraies sont singulièrement analogues. — Le trait est caractéristique. — Est-ce à dire qu'il sera permanent et qu'il faille considérer la variole de cette année comme l'expression actuelle et définitive de cette maladie? Nous avons garde de parler de la sorte; nous ne voulons pas oublier que nous écrivons la relation d'une épidémie, c'ést-à-dire d'un fait transitoire. Vienne une autre épidémie, son génie sera différent, et il est plus que probable qu'elle sera moins grave. Il n'est pas vraisemblable qu'une épidémie de variole hémorrhagique pareille à celle de cette année, et telle que les annales de la science n'en rapportent pas, se présente de sitôt.

De même que l'on s'est trop hâté de conclure, en faveur de la vaccine, de la bénignité des épidémies précédentes, il ne faudrait pas tirer contre elle de la gravité de celle-ci une induction trop sévère.

Avant tout, il faut se persuader que la variole est permanente, qu'elle existe avec toutes ses formes telles que la tradition médicale nous les a transmises, et qu'à un moment donné, comme il est apparu cette année, elle est capable de les réaliser avec une intensité grande.

Il faut vacciner comme par le passé, et avec d'autant plus de soins, que les occasions de contracter la variole semblent se multiplier. Dans une large mesure, l'immunité demeure toujours réelle. Une épidémie comme celle de cette année est un fait passager. Si, comme il faut l'espérer, la gravité de la variole rentre dans les limites accoutumées, la vaccine aussi retrouvera ses priviléges.

Faut-il revacciner? Ce travail n'a nullement pour objet de résoudre cette question, aussi ne la voulons-nous point traiter. La revaccination devra naturellement subir les mêmes fluctuations que la vaccine, être comptable des mêmes entraînements et des mêmes répugnances. La plupart des médecins demeurent sans être fixés, et ce ne sont pas les matériaux équivoques recueillis par les statisticiens qui pourront déterminer leur sentiment. Le jugement définitif doit être affaire de temps et d'expérience, surtout après une épidémie qui a déconcerté tant de prévisions.

A Genève, sous le feu de l'épidémie, on a beaucoup revacciné. Je n'ai vu qu'une seule fois la variole prendre chez un revacciné. Quant à moi, j'ai revacciné soixante-deux personnes; sur ce nombre, la vaccine a paru vingt-une fois. A supposer que les résultats obtenus par tous les médecins soient analogues, que conclure? Évidemment, encore rien de pratique. Qui oserait avancer que les revaccinés de cette année, *ipso facto*, aient été préservés de la variole? et pour l'avenir qui prononcera? Ce qu'il y a de certain, c'est que, malgré toutes les vaccinations et revaccinations, la variole n'est point déracinée de l'espèce humaine : ce sont encore les épidémies qui trancheront la question; celle de cette année n'a que trop prouvé qu'elles doivent obtenir une voix au chapitre.

## V

### THÉRAPEUTIQUE.

Ici nous attendent plusieurs de nos lecteurs, qui considèrent avant tout la médecine par le côté positivement pratique. Combien, par avance, qui tiennent ce travail pour complétement inutile, et nous donnaient le conseil de ne le point écrire! « Vous n'avez, disent-ils, en rien avancé le traitement de la variole. Que sert de nous entretenir de ces formes désastreuses, devant lesquelles la médecine s'est montrée impuissante? Quoi de plus infructueux que de répéter ce que l'on a écrit cent fois sur le traitement des varioles ordinaires? »

Ainsi s'expriment nombre de médecins, qui ne veulent voir dans notre art que ce qu'ils appellent le côté utilitaire. Il est évident que ces esprits difficiles ne trouveront pas ici satisfaction, n'ayant à leur proposer ni méthode singulière et expéditive, ni découverte exceptionnelle. Nous le disions au début de ce travail, la tradition médicale, eu égard à la variole, est quelque peu perdue dans les écoles. Les faits que nous avons mis en évidence devront, croyons-nous, contribuer à confirmer cette assertion. Placé, pour la première fois, en présence d'une grande épidémie, n'ayant ni plus ni moins d'expérience que la plupart de nos contemporains pour mettre à profit les faits nombreux incombant à notre observation, il fallait soumettre à un travail de vérification les diverses méthodes thérapeutiques qui se trouvaient à notre portée. Tel est le but que nous avons continuellement placé devant nous, pendant plus d'un an qu'a duré l'épidémie. On trouvera donc ici des résultats compulsés avec autant de soin que possible, des vérifications, enfin, des assertions personnelles qui se défendent d'avance de vouloir revêtir le caractère de jugements tranchants, bien plus encore celui de solutions définitives.

On permettra deux réflexions préalables : l'une eu égard aux motifs dirigeants dans le choix des médicaments et leur mode d'administration ; l'autre relative au génie particulier de la variole.

Dirigé dans le choix des médicaments par la loi de similitude, si féconde dans ses applications, on verra que les doses formulées ont été très-diverses. On verra aussi se produire des moyens thérapeutiques traditionnels, dans l'emploi desquels l'adage *ab usu in morbis* a été le seul mobile déterminant : c'est dire que nous avons garde d'être exclusif. Le choix des doses, aussi bien que l'application du principe de similitude d'Hanhemann, est pour nous affaire de tâtonnements et d'expérience, et non point une question de doctrine. Cette attitude, à notre sens, est la seule franche, la seule consciencieusement loyale.

Il est au moins étrange de constater le système d'expropriation continue mis en pratique par la plupart des médecins, à l'endroit de la matière médicale d'Hanhemann, depuis tantôt quinze ou vingt ans, mis en regard du système non moins persévérant de dénigrement dont on use à son égard. L'*aconit*, la *belladone*, la *noix vomique*, le *charbon*, l'*arsenic*, le *veratrum*, le *soufre*, etc., combien d'autres substances sont devenues d'usage habituel? On les administre souvent gauchement, sans indications précises, à des doses inutilement exagérées. Les habiles qui se permettent ces emprunts se gardent de dire où ils ont trouvé leur bien.

D'autre part, il n'est pas moins répréhensible d'affirmer que l'on ne donne que des doses infinitésimales, et d'employer toute son habileté à dissimuler des doses massives, alors qu'elles sont impérieusement réclamées. De part et d'autre, tactique peu honorable, aussi peu profitable à la vérité qu'à la dignité de la science.

Quant au génie propre de la variole, voici venir l'objection accoutumée. La variole est une maladie à marche réglée, à l'exemple de la scarlatine, de la rougeole et de quelques autres maladies fébriles. Son cours et ses périodes sont déterminés à l'avance; l'intervention active du médecin ne saurait être justifiée. Son rôle doit se borner à des prescriptions hygiéniques.

Ces allégations sont trop absolues. Il est certain que la thérapeutique n'influe en rien sur les formes de la variole; elle n'a pas davantage d'action sur le cours des périodes, mais elle intervient avec efficacité contre certains groupes de symptômes dont elle modère l'intensité et la durée. Le médecin peut agir avec efficacité dans des moments de grand péril. Sans vouloir étendre outre mesure cette intervention de la thérapeutique, il est incontestable que dans des limites précises, il la faut reconnaître. Celle de l'hygiène n'est pas moins sérieuse.

Ici se présente une difficulté relative à la loi de similitude.

Comment faut-il en comprendre l'application dans une maladie telle que la variole?

Il n'existe en thérapeutique aucun spécifique dans la rigueur absolue du mot, pas plus le mercure que le soufre, pas plus le quinquina que l'aconit ou la belladone. Le mercure ne guérit pas la syphilis à toutes ses périodes. Il y a tels aspects de la maladie auxquels il ne s'adapte point. Il y a souvent disconvenance entre le quinquina et certaines formes des fièvres intermittentes. Aucune théorie en thérapeutique n'a plus contribué à faire écarter la recherche des spécifiques que celle du *simile*, sans pour cela anéantir le moins du monde l'espèce morbide, cette notion fondamentale en dehors de laquelle il n'y a plus de médecine. Aucune n'a davantage amené le médecin à individualiser les cas, c'est-à-dire à en envisager tous les aspects, à en interpréter toutes les nuances. Ce travail théorique est un résultat immédiat de la loi du *simile*. Il est des cas tellement clairs, que pour tout médecin quelque peu expérimenté, le *simile*, c'est-à-dire le rapport idéal entre l'état morbide et le médicament, sera le même; mais combien d'autres où l'hésitation sera possible, sans oublier ceux où avec des chances de succès à peu près égales, l'attaque se peut effectuer avec des médicaments différents! Voilà les difficultés de la thérapeutique sérieuse. Là en est aussi l'intérêt, et l'on conçoit par quel labeur s'acquiert l'expérience et se forme le tact médical.

Il n'y a donc pas de *simile* pour la variole, c'est-à-dire pas de médicament qui corresponde au développement complet des cinq phases successives de cette maladie, depuis la période d'incubation jusqu'à l'entier accomplissement de celle de dessiccation. Au contraire, chaque modification dans l'expression symptomatique devra être l'objet d'un travail thérapeutique correspondant, afin que le médecin puisse opposer un agent curatif efficace à chacun de ces tableaux symptomatiques. Le mode de succession établi entre les médicaments n'est pas non plus indifférent.

Une dernière remarque reste à faire. Comment apprécier avec exactitude la portée d'action d'un médicament alors qu'on agit sur une maladie dont la marche est aussi précise que la variole? Quelle occasion favorable pour établir des conclusions sceptiques, et faire honneur de toutes choses aux simples impulsions de la nature, aussi bien inspirée dans ses évolutions que bien inspirée dans ses crises!

La remarque est spécieuse : la variole n'en est pas seule comptable; elle se doit formuler à propos de toutes les maladies : il en est si peu où la thérapeutique puisse procéder par des actes rapides et régulièrement déterminés! mais nulle part elle ne trouvera une application plus constante que dans les fièvres. L'étude de la fièvre typhoïde sera toujours pour le thérapeutiste un éternel sujet de désespoir, par la difficulté double de traiter une maladie aussi réglée dans ses actes, de lui opposer des agents modificateurs appréciables, et d'en mesurer sérieusement la portée.

Harceler un malade à temps et à contre-temps, le troubler par des actions médicamenteuses dont on ignore souvent l'histoire, si bien que l'on confond les symptômes de la maladie et ceux du médicament, c'est là pour un médecin un rôle peu digne, sinon malfaisant. D'autre part, le fétichisme respectueux des hippocratistes pour ce que ces médecins appellent les actes de la nature médicatrice n'est pas moins ridicule si l'on considère les continuels auxiliaires dont on les favorise. Cet hippocratiste si soigneux des mouvements de la nature médicatrice n'est pas moins satisfait que tout autre théoricien, alors qu'il les peut anéantir d'emblée par l'administration d'un bon médicament, par exemple le sulfate de quinine dans une fièvre pernicieuse.

On ne procède pas autrement aujourd'hui en thérapeutique. Quand on aura excepté quelques bonnes coutumes léguées par la tradition, il sera permis de négliger le reste. La richesse ne sera pas si grande qu'il ne puisse être accordé de demander quelques ressources plus précises, en interrogeant le principe de similitude.

Quant à la confiance que l'on devra attribuer aux résultats observés, c'est une question de certitude qu'il faut savoir apprécier en se plaçant dans la vérité médicale des faits. Chaque science a son mode de certitude et sa méthode pour y parvenir. On l'oublie trop souvent en voulant juger des faits médicaux avec les méthodes et les procédés propres à d'autres sciences. Or, pour interpréter des résultats thérapeutiques, il n'y a pas de meilleur procédé que de les grouper suivant les formes des maladies. Cette subordination des indications, d'après les caractères de gravité particuliers à ces groupes naturels, permet seule d'établir des termes de comparaison vraisemblables, par conséquent des catégories de faits analogues. Par un retour qui se conçoit, les conclusions tirées sur les catégories des formes graves autorisent celles qui auraient pu être posées à propos des formes bénignes.

Nous allons étudier en premier lieu le traitement de la *forme discrète grave*.

L'invasion de la maladie caractérisée par des frissons, céphalalgie, accélération du pouls, chaleur générale, fièvre plus ou moins ardente, indique l'*aconit*. Tous les médecins familiarisés avec la thérapeutique d'Hanhemann le préconisent. Cette année, il a été administré par beaucoup de praticiens qui ne se piquent pas le moins du monde d'avoir fait des études d'homœopathie. Ce médicament a rendu d'incontestables services. Il abat promptement la fièvre, il détermine une légère moiteur qui ne va jamais jusqu'à la sueur profuse, qu'il est complétement inutile de provoquer au début de la variole. L'éruption se développe avec la plus grande facilité, et avec elle la fièvre cesse. Parfois la fièvre ne dure pas vingt-quatre ou quarante-huit heures; mais dans les deux jours qui suivent, l'éruption se produit en l'absence de ces caractères d'agitation et de chaleur mordicante si habituels et si désagréables.

Nous avons donné l'aconit à doses variées depuis la teinture-mère (alcoolature) (de 6 à 20 gouttes par jour) jusqu'à la 12e dilution (8 à 12 globules par jour, ou bien 2 gouttes de la dilution liquide dans 100 gram. d'eau). — L'effet produit es à peu près le même, avec cette différence que l'alcoolature provoque souvent des effets pathogénétiques fort inutiles, tels que des épistaxis, des battements de cœur, de la chaleur à la tête. Un vigoureux ouvrier avait ordre de prendre 6 gouttes d'alcoolature matin et soir. Le troisième jour au matin, les rudiments de l'éruption s'annonçaient. Il me dit ne plus vouloir prendre du remède, parce que chaque fois qu'il en avalait, cela lui donnait des *coups au cœur*.

D'autres indications se présentent pendant cette première période, auxquelles on répond avec avantage.

L'*opium* (3e dilution, 2 gouttes en 12 heures dans 100 gr. d'eau) est utile quand, après douze ou vingt-quatre heures de l'usage de l'*aconit*, la fièvre persiste avec assoupissement continu mêlé de rêvasseries. Ce médicament peut être alterné avec aconit.

Quand ce n'est pas de l'assoupissement qui accompagne la fièvre, mais un éréthisme caractérisé par l'insomnie, de l'agitation, des mouvements continuels, c'est le *café* qui rend service. Je l'ai administré sous la forme d'infusion, une cuillerée à soupe d'infusion dans 8 cuillerées d'eau froide, par cuillerée toutes les demi-heures.

Le délire même violent, si fréquent dans cette première période de la variole discrète grave, exige l'intervention de la *belladone*, qui est toujours efficace. J'employai la 6e ou la 12e dilution. Si le délire revient souvent et chaque nuit, même une fois l'éruption sortie, il convient alors de faire alterner la belladone avec l'aconit.

On sait que des nausées, des vomissements même paraissent parfois dès le début, pour persister jusqu'au moment de l'éruption. — L'*ipécacuanha* en poudre à dose vomitive peut être administré avec avantage s'il y a des vomissements. Les simples nausées avec de la diarrhée bilieuse cèdent très-bien à la 6e dilution du même médicament. Cette diarrhée se présente chez les enfants. — Quelques auteurs proposent la *noix vomique* contre la constipation qui s'unit quelquefois alors aux vomissements. Je n'y ai pas eu recours.

Enfin, dans cette première période, les symptômes que les auteurs allemands appellent rhumatoïdes peuvent solliciter l'attention du médecin, son intervention même, vu les douleurs qu'ils infligent au malade, je veux parler de la rachialgie et d'une courbature douloureuse des extrémités. Je n'ai pas obtenu de résultats sérieux avec la *bryone* et le *rhus toxicodendron* que j'ai administrés contre les douleurs. J'ai cru avoir été mieux servi par la *pulsatille*. Il faut dire que cette indication a été rare dans les varioles discrètes graves.

C'est vers la fin de cette première période que paraissent les convulsions chez les enfants; je n'ai constaté ces symptômes que chez des sujets non vaccinés. Les attaques éclamptiques étaient de toute violence; je les ai combattues en alternant la belladone 6e dilution avec le chloroforme (15 gouttes dans 125 gr. d'eau gommée), et le coma, qui succède aux attaques, par *opium* (3e dilut.). Une fois, les convulsions se prolongèrent après l'éruption. — J'usai du même traitement toujours avec succès.

Avec la seconde période, une fois l'éruption des pustules accomplie, disparaissent le plus ordinairement la fièvre et les symptômes que nous venons de combattre; l'expectation pure et simple est seule à mettre en pratique jusqu'au septième ou huitième jour. Toutefois, dans ces formes graves, nous l'avons vu, il peut arriver que certains phénomènes persévèrent; le médecin sera d'autant plus porté à y porter remède, qu'ils sont plus insolites.

C'est ainsi que la *belladone* agit efficacement contre le délire persévérant; ce médicament rend aussi service contre la chaleur mordicante qui s'établit à la peau sous l'influence d'une éruption un peu abondante.

Vers la fin de cette période, alors que le visage, les mains et les pieds se tuméfient, la plupart des médecins homœopathes s'accordent à donner à ce moment le *rhus toxicodendron*, dont l'indication, à plusieurs égards, est conforme à la loi de similitude. Nous avons fait comme eux, et nous ne savons trop que conclure touchant ce médicament : l'évolution seule de la maladie abandonnée à elle-même accomplissant, le plus souvent, en temps égal, le résultat désiré, surtout si les sujets ont été vaccinés, et qu'il n'y ait pas de période de suppuration. Alors que la période de suppuration a lieu, il se produit un effet d'amélioration sensible, nous l'avons constaté. C'est ainsi que, sous l'influence du *rhus*, j'ai vu, quatre ou cinq fois en douze heures, la tuméfaction de la face tomber et se manifester par un phénomène important, la cessation de l'occlusion des paupières. A peu près en même temps tombe aussi la tuméfaction des mains, ainsi qu'un phénomène concomitant et singulièrement pénible, la tension de la peau accompagnée de chaleur âcre. Dans un mémoire de mon père (1) sur le traitement de la variole, je trouve deux observations complètes, où cette action du *rhus* est notée ; les sujets n'avaient pas été vaccinés. Si toutes les observations avaient été aussi scrupuleusement faites, on pourrait plus souvent s'autoriser de tant de résultats énoncés, qui deviennent inutiles parce qu'ils s'appuient sur une pathologie incomplète ou fautive.

Nous sommes arrivés à la troisième période, car cet affaissement du visage et des mains, si utile pour amener une prompte issue de la suppuration, dans les cas les plus heureux, n'arrive guère avant le neuvième jour. Déjà ont attiré l'attention du médecin d'autres phénomènes qui méritent souvent des soins plus immédiats : nous voulons parler

(1) Dans la *Bibliothèque homœopathique* de Genève, 1834.

de la salivation, des éruptions de pustules dans le pharynx, de l'angine qui en résulte; ces groupes de symptômes coïncident très-bien avec les gonflements dont il était traité tout à l'heure à propos du *rhus*. Cet ensemble devient d'autant plus pénible pour le malade, que le réveil du mouvement fébrile s'ensuit. Il est évident que l'on ne constate cet état que chez des varioleux en suppuration, qu'ils aient ou non été vaccinés.

Le *mercure soluble* (6e dilut., 2 gouttes pour 24 heures, ou à la 3e trituration décimale, 5 à 10 centig.) est le médicament le plus formellement indiqué pour obvier à ce moment pénible de la maladie; nous l'avons administré fort souvent. Sous son influence, on voit, en vingt-quatre heures, diminuer la fièvre, l'agitation, l'éréthisme qui tourmente les malades; la chaleur de la peau s'atténue, en même temps que les phénomènes de la salivation.

Ces incidents écartés, si la suppuration se prolonge, nous administrons le *soufre* 3e dilut. jusqu'à l'entière conclusion de la maladie.

Tels sont les moyens que nous avons mis en œuvre contre cette forme grave de la variole. Cet exposé dispense de parler de la forme bénigne.

*Forme confluente.* — Nous n'avons rien à ajouter sur le traitement de la première période jusqu'à l'éruption des pustules; disons seulement que le *strammonium* nous a paru moins utile que la *belladone* vers la fin de cette période, pour conjurer le délire bruyant et l'agitation anxieuse provoquée par la sortie de l'éruption.

La deuxième période se parcourt encore sans trop de peine, grâce à l'intervention des moyens susindiqués; seulement, comme la fièvre se prolonge bien plus volontiers que dans la forme discrète, encore qu'elle soit grave: il est toujours utile de placer entre les autres médicaments quelques doses d'*aconit*.

C'est à partir du deuxième septenaire que l'état des varioleux confluents devient fort grave; car aux fatigues qui incombent au malade pendant la période de suppuration s'ajoutent les périls de l'asphyxie provoquée par l'abolition des fonctions de la peau sur une grande surface. Le malaise indicible, l'agitation qui caractérise le début de la période de suppuration, prend ici un caractère funeste qui alarme le médecin. Surviennent de la dyspnée, du délire, peu à peu l'affaissement des pustules, se produisant parfois brusquement dans des régions étendues et coïncidant avec des congestions sanguines internes sur le cœur, sur les poumons, sur les méninges. Plus tard encore, des suffusions sanguines dans la peau, avec un caractère d'hémorrhagie, épanchement qui donne à la peau l'apparence d'une croûte noire détachée des muscles; enfin, des tremblements nerveux, des frissons, le froid gagnant le nez, le visage entier, les pieds, les mains. Ce froid est sensible pour les assistants; nonobstant, le malade se plaint de chaleur.

Cet état est redoutable; cependant on sauve un certain nombre de ces malades. L'art ne peut-il rien pour eux? Plusieurs le contestent, et veulent attribuer tout l'honneur de ces guérisons à la résistance du principe conservateur qui lutte en nous. Telle n'est point notre pensée : sans parler de l'hygiène et des soins minutieux dont il sera question tout à l'heure, nous croyons que l'on peut opposer un peu de résistance. Voici quelle a été notre conduite auprès de six varioleux confluents qui ont réalisé les signes séméiotiques les plus graves. Nous ne dissimulons pas que quatre autres malades traités de cette manière ont succombé.

Après avoir opposé le *mercure*, l'*hepar sulfuris* et le *soufre* à la période de suppuration, nous avons administré l'*arsenic* dès l'apparition des phénomènes d'asphyxie cutanée. Ce médicament maintient les forces, il supprime la diarrhée qui se produit quelquefois, et régularise la circulation; il n'empêche pas toujours les congestions locales qui surviennent subitement sur d'importants organes. Quand le poumon en est le siége, le *char-*

*bon*, alterné avec l'*arsenic*, est utile; quelques doses d'aconit, passagèrement données pour réprimer les mouvements fébriles, réussissent aussi. Un symptôme, plus inquiétant peut-être qu'il n'est grave, est une toux obstinée venant se mêler aux étreintes de la fièvre hectique, à la soif ardente, au pouls filiforme et précipité. La *bryone* et l'*arsenic* luttent contre ce symptôme lié aux congestions sanguines. Nous avons observé deux fois des points de côté, mais jamais de véritables pneumonies ni des épanchements pleurétiques appréciables dans des circonstances aussi extrêmes.

Les grands dangers de cette situation étant écartés, la desquammation étant même fort avancée, il survient encore des incidents auxquels il faut pourvoir : par exemple, des érysipèles à la face très-douloureux; le *rhus* doit y être opposé. Quant à la petite fièvre qui accompagne les interminables abcès qui se succèdent chez les malheureux varioleux, aucun moyen n'est préférable à l'*hepar sulfuris* pour limiter ces suppurations.

Il va de soi que les soins de propreté les plus minutieux, les plus assidus, sont réclamés pour les malades; il est inutile d'insister ici sur ce point, si ce n'est pour recommander les lotions de camomille pour les abcès, les suppurations dans les oreilles et les ophthalmies.

Nous avons mis en pratique, le plus possible, le traitement de la variole par l'aération, tel que le recommande Sydenham, renouvelé par le docteur Tessier, qui l'a justifié par les vues théoriques les mieux fondées. Rien de plus singulier que de voir Sydenham instituer une méthode excellente sur les plus fabuleuses explications hippocratistes; heureusement, chez les maîtres tels que lui, le sentiment médical est plus fort que toutes les théories. M. Tessier rapporte tout à la nécessité de combattre l'asphyxie cutanée.

La méthode de l'aération, fort aisée à mettre en pratique dans la clientèle civile, où les malades sont isolés, l'est moins dans les hôpitaux, sauf en été. Pendant l'hiver, ils se montrent fort peu disposés à se lever; les pieds tuméfiés et couverts de pustules rendent la station debout et la marche, quelque peu prolongée qu'elle soit, très-difficiles. Pour les mêmes raisons, la station dans un fauteuil est malaisée à obtenir. Cependant, en faisant la part grande à ces inconvénients et à la résistance des malades, il est possible de réaliser le traitement de Sydenham, et nous n'en avons jamais vu résulter d'inconvénients. Nous avons assez insisté sur l'inutilité de provoquer des sueurs copieuses, pour qu'il soit derechef nécessaire de revenir sur ce sujet : c'est dire qu'au début, nous avons eu garde de couvrir démesurément les malades, et d'exciter trop fortement l'éréthisme cutané. Aussitôt l'éruption sortie, je faisais lever les malades. Quand paraissait la fièvre de suppuration, il était impossible de les sortir du lit pendant deux ou trois jours; il fallait se borner à l'aération dans la chambre. On place les malades, pendant quelques heures du jour, sur un lit provisoire, auprès des croisées à la ville, dans des galeries couvertes à la campagne. Le but désiré était atteint autant que possible; l'appétit de ces malades était excellent. Nous avons constaté aussi, pour les confluents, une amélioration prompte, quant à la petite fièvre qui les fatigue si longtemps, jusqu'à la dessiccation complète.

*Forme anomale et hémorrhagique.* — Les observations publiées dans ce mémoire attestent à l'avance des efforts infructueux de la thérapeutique. C'est en effet le propre de ces formes insidieuses et malignes des maladies de dérouter toutes les prévisions. La fièvre typhoïde, la scarlatine, le choléra présentent de ces formes redoutables. On a vu quel degré de perversion peut se manifester dans la marche, dans l'évolution des symptômes, quels phénomènes insolites prédominaient sur ces ensembles incohérents, qui confondent les voies ordinaires de la pathologie et de la seméiotique. En interrogeant les auteurs touchant ces formes hémorrhagiques, on demeure surpris de n'y pas trouver des descriptions complètes; il faut croire que rarement ces exemplaires insolites furent aussi frappants et aussi complets que cette année. Il ne faudrait pas imaginer non plus qu'ils se soient présentés pour la première fois. Pourquoi donc cette insuffisance, nous dirons même cette absence de vérité médicale dans les documents recueillis?

Sachons reconnaître ici la trace des systèmes divers qui ont dominé la médecine, et le résultat des conceptions non moins variées à travers lesquelles les auteurs ont considéré les faits morbides et leur traitement. C'est ainsi que nous voyons décrire la variole sous l'influence de la théorie des éléments morbides, et que la forme hémorrhagique devient un élément de putridité intervenant dans la maladie normale; ou bien concevant la variole, de même que la fièvre typhoïde, avant la réforme pyrétologique de Broussais, la variole hémorrhagique n'est plus qu'une fièvre putride et maligne arrivant comme conclusion. De nos jours, en dépit du réalisme introduit en médecine par l'organicisme, dit-on autre chose, alors que l'on caractérise la variole hémorrhagique un purpura qui vient compliquer la variole, ou bien une altération du sang, survenant comme phénomènes ultimes?

Ces conceptions théoriques des faits engendrent des confusions qui ne laissent pas d'avoir leur importance: c'est ainsi que les suffusions sanguines dans le derme, que l'on voit survenir dans la dernière période de la variole confluente, sous l'influence de l'asphyxie cutanée et de l'altération dans les qualités du sang qui en résulte, sont assimilées à la forme hémorrhagique anomale. L'erreur est complète : la variole hémorrhagique est anomale d'emblée, tous ses caractères sont immédiatement marqués d'un caractère de malignité funeste; le sang s'écoule par toutes les voies et va se répandre en congestions insidieuses dès le début; tandis que les petites hémorrhagies partielles du derme dans la confluente sont un résultat appréciable de la transformation visqueuse du sang, caractère de l'asphyxie cutanée. Or, ces phénomènes peuvent varier en degrés infinis quant à leur intensité, quant à leur durée, quant à leur étendue ; ils ne sont pas irrésistiblement mortels, puisque l'hygiène et la thérapeutique conservent sur eux quelque action, tandis que le caractère de léthalité de la variole hémorrhagique d'emblée, est irrésistible comme celui du choléra noir foudroyant.

Les opinions scientifiques ont réagi sur la thérapeutique, si bien que les mêmes moyens sont proposés contre la période ultime de la variole confluente et la variole hémorrhagique. Il est curieux de constater la même erreur chez des auteurs qu'un commerce assidu avec la matière médicale de Hanhemann aurait dû préserver de ces assimilations. Quelle preuve plus grande de l'impérieuse force de l'habitude des théories sur l'esprit? Ces auteurs, Hartmann, par exemple, ont trouvé que la loi de similitude présentait l'*arsenic*, le *lachesis*, l'*acide hydrochlorique* comme propres à être opposés à cet état redoutable. Eh bien! quelques succès dans la période ultime de la variole confluente n'autorisaient pas à conclure de leur efficacité dans l'hémorrhagique, efficacité qui n'a jamais été constatée. Il y a toujours une série de caractères que les *simile*, en apparence les mieux choisis, laissent à découvert: ce sont les phénomènes de malignité et d'anomalie dans la marche.

Nous avons assez franchement exposé l'inutilité des ressources thérapeutiques contre la variole hémorrhagique pour qu'il soit permis d'être bref sur les détails. Dès que ce caractère de suffusion sanguine dans le derme et les autres tissus apparaît, c'est fini, toute tentative est vaine. Nous avons opposé le *sulfate de quinine*, l'*ergotine*, les *opiacés* à doses massives, l'*arsenic*, le *lachesis*, le *rhus*, le *charbon végétal*, l'*acide hydrochlorique*, le *soufre*, rien n'a agi. C'était même un spectacle incroyable que de constater la torpeur, l'insensibilité de l'organisme devant tant de tentatives.

L'hygiène et les moyens externes n'eurent pas plus de succès : c'est ainsi que furent essayés les bains chauds, les affusions froides, les bains de vapeur, les frictions de glace. L'aération pure et simple nous a paru réussir davantage, et encore n'avait-elle point à agir ici contre l'asphyxie cutanée, car, la plupart du temps, ces varioles étaient fort discrètes.

Trois fois seulement, nous avons été assez heureux pour conduire à la guérison des varioles hémorrhagiques, caractérisées par un certain nombre de pustules noires et des hémorrhagies viscérales, une fois des épistaxis, deux autres fois des métrorrhagies ; eh bien ! dans tous ces cas, l'éruption fut très-abondante, presque confluente ; je n'ai pas donné d'autre médicament que l'*arsenic* et le *soufre* à partir de la deuxième période. Chez l'un de ces malades, je fis pratiquer une saignée, que je crus indiquée, au début, par une congestion pulmonaire.

Ces cas ont été fort sérieux, mais ils n'ont pas réalisé, comme tant d'autres, à un degré extrême, tous les caractères de l'anomalie.

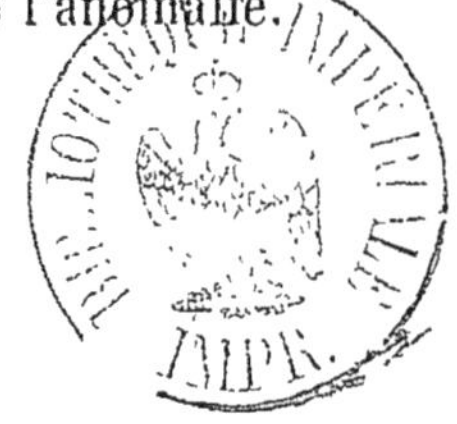

Paris. — Typ. Morris et Comp., rue Amelot, 64.

www.ingramcontent.com/pod-product-compliance
Ingram Content Group UK Ltd.
Pitfield, Milton Keynes, MK11 3LW, UK
UKHW020341220726
13923UKWH00004B/1520